Gedenktage

der

Psychiatrie aller Länder.

Gedenktage

der

Psychiatrie aller Länder.

Von

Dr. Heinrich Laehr.

Berlin.
Druck und Verlag von Georg Reimer.
1885.

Vorrede.

Historische Studien erfreuen sich in den ärztlichen Disciplinen z. Z. nicht besonderer Gunst, auch nicht in dem jüngsten Zweige der Heilkunde, der Psychiatrie. So jung derselbe aber auch sein mag, so haben sich doch schon eine Reihe von geschichtlichen Irrthümern eingeschlichen, und die Besorgniss macht sich geltend, dass jene sich fortpflanzen und steigern, wenn nicht die Thatsachen selbst rechtzeitig und aufs Neue festgestellt werden.

Der Verfasser der nachfolgenden kleinen Schrift, mit einer Arbeit umfassenderen Inhalts beschäftigt, war in die Nothwendigkeit versetzt, Zahlen festzustellen und solche zu sammeln, welche für die Entwicklung der Psychiatrie von mehr oder minderer Bedeutung sind. Es stellte sich dabei sehr überraschend heraus, wie in der Literatur sehr verschiedene Angaben betreffs der Zeitangaben sich finden, selbst, was das Leben hervorragender Persönlichkeiten betrifft, z. B. Reil, Esquirol, Conolly, Pinel, Ch. Bell, Leibnitz, Falret, Eschenmayr etc., und es bedurfte oft mühevoller Nachforschungen, um sie richtig zu stellen. Selbst die letzteren gaben zuweilen noch unsichere Resultate oder waren bisher nicht zu ermitteln.

Man mag den Einwurf erheben, dass die Feststellung von Tagen in der Geschichte wenig Werth habe und die dazu erforderliche Mühe mit dem erlangten Resultate nicht genügend in Einklang stehe. Aber abgesehen davon, dass Gedenktage auch einen ethischen Werth beanspruchen, Männer und Thatsachen dem Gedächtniss aufbewahrt werden sollen, welche auf die Entwicklung mehr oder weniger Einfluss gehabt haben, muss es als ein principieller Grundsatz gelten, dass die der Geschichte zu Grunde liegenden Zahlen nicht sicher genug festgestellt werden können, weil eine andere Methode Irrthümern aller Art die Thore öffnet.

Ebenso mag man einwenden, dass die nachfolgende Zusammenstellung quantitativ noch sehr unvollkommen sei. Dieser Vorwurf wird von Niemanden mehr als dem Verfasser empfunden. Aber eine in der Entwicklung begriffene Disciplin bringt immer neue Thatsachen mit sich und ich hoffe, was die Vergangenheit betrifft, mir durch diese Mittheilung neue Freunde und Gönner zu erwerben, die mir aus den verschiedenen Ländern Lücken ausfüllen helfen. Vieler Hülfe ist dazu nöthig, da die vorhandene Literatur nur spärliche Aushülfe gewährt.

Ich halte mich für verpflichtet, das Vorhandene zu veröffentlichen, schon aus Dank für diejenigen, die mich seit Jahren unterstützt haben, und die nun auch sehen wollen, welches Resultat ihre Hülfe gehabt hat. Ohne dies würden sie müde werden, mir ferner hülfreich zu sein. Ich betrachte die Herausgabe dieser Blätter als einen Entwurf, welcher es ihnen klar legt, worauf es mir ankam. Ich hoffe, dass manches Ereigniss zu weiteren selbständigen Forschungen anregt.

Es wird endlich der Vorwurf nicht ohne Berechtigung sein, dass der Werth der angegebenen Thatsachen sehr verschiedenartig sei. Mancher wird nicht blos vieles vermissen, sondern auch überflüssig finden und glauben, dass mehr Sichtung Noth gewesen sei. Aber es erschien mir vorzuziehen, dass im ersten Entwurf möglichst Alles aufgeführt werde, was ich vorfand und was ich ermittelte. Viele Daten haben zur Zeit allerdings mehr persönlichen Werth, erinnern aber an die geschichtliche Entwicklung unserer Disciplin, für die jedes redliche Streben Berücksichtigung findet. Bei deren so raschen Entwicklung ist keine Arbeit vergeblich gewesen; Vieler Eifer hat mitgewirkt, und es ist nicht jedem vergönnt, trotz harter Arbeit glänzende Strahlen nach aussen zu werfen. Keine Disciplin hat einen solchen Umfang wie die Psychiatrie, zu deren Entwicklung jeder sein Schärflein beitragen kann und beiträgt.

Indem ich denen meinen Dank ausspreche, welche mich bisher unterstützten, und darauf hoffe, dass sie und neue Helfer aus Interesse für die Sache mir mit ferneren Angaben von Thatsachen hülfreich sind, auch wenn sie nur die Jahreszahl und nicht den Tag angeben, empfehle ich das Dargereichte wie das zu Hoffende dem Wohlwollen der Leser.

Die sorgfältige Inhaltsangabe möge als ein Zeichen anerkannt werden, wie sehr ich bemüht gewesen bin, die Hülfe zu erleichtern und nachzuweisen, wo die Lücken der Ausgleichung bedürftig sind.

Asyl Schweizerhof, Station Zehlendorf bei Berlin, im Mai 1885.

Dr. H. Laehr.

Inhalt.

(Die eingeklammerten Zahlen zeigen an, wie oft auf der angegebenen Seite der Namen verzeichnet ist.)

1. Personennamen.

2. Ortsnamen.

3. Sachliche Bezeichnungen.

a. Brände in Anstalten.

b. Epilepsie.

c. Gesetze.

d. Hilfsvereine.

e. Idiotie.

f. Kliniken.

g. Kolonien.

h. Psychiatrische Vereine.

i. Todesfälle.

k. Trunksucht.

l. Unglücksfälle.

m. Irre Verbrecher.

n. Zeitschriften.

Januar.

1\. 1787 Eröffnung des jetzigen Hospital **St. Luke** in London mit 110 Patienten. Neubau, ausgeführt von G. Dance, dem Erbauer von Newgate, für 50,000 Lstr. Bau begonnen 1782.

1809 Eröffnung der Irrenanstalt zu **Pontorson,** Dep. Eure-et-Loire, Frankreich unter Dr. . . . . .

1824 Eröffnung der Irrenabtheilung der Anstalt **Alexandershöhe** bei Riga, Russland.

1825 Eröffnung der Irrenabtheilung des allgemeinen Krankenhauses zu **Poitiers**, Dep. Vienne, Frankreich, unter Dr. . . . . .

Eröffnung der Irrenheilanstalt **Siegburg**, Rheinprovinz, unter Director Dr. Jacobi.

1835 Eröffnung der Irrenbewahranstalt zu St. Thomas bei **Andernach,** Rheinprovinz, Deutschland, für 20 Betten.

1836 Eröffnung des neuen Asyls St. Jaques zu **Nantes**, Dep. Loire-Inferieure, Frankreich unter Dr. . . . . .

1839 Eröffnung der Irrenanstalt zu **Münsterlingen**, Schweiz, unter Dr. Brenner.

1841 Gründung der **„Allgem. Zeitschrift für Psychiatrie"** in Deutschland, durch Damerow, Flemming, Roller.

Eröffnung des „Pennsylvania Hospital for the Insane" zu **Philadelphia,** Amerika, unter Director Dr. Kirkbride, für 500 Kranke.

1848 Eröffnung der **psychiatrischen Klinik zu Jena,** Deutschland, durch Prof. Dr. Kieser.

1848 Erscheinen der Zeitschrift „**The J. of Psych. Med. and Mental Pathology by Forbes Winslow**" in England.

1849 Eröffnung der neuerbauten Pflegeanstalt für Frauen zu **Hildesheim,** Hannover, unter Director Dr. Bergmann.

1850 † Dr. **S. B. Woodward,** Director des Asyls zu Worchester, 63 Jahre alt, an Aneur.

1851 Eröffnung von „**Rainhill** Asylum" bei Liverpool, für die Grafschaft Lancashire, England, unter Director Eccleston, welchem 1853 Dr. O. Cleaton folgte.

Eröffnung der Lancashire Grafschaftsanstalt zu **Prestwich,** England, unter Dr. Holland, für 512 Kranke.

1852 Eröffnung der Irrenheil- und Pflegeanstalt **Karthaus Prüll** bei Regensburg, Bayern, unter Director Dr. Kiderle.

Eröffnung der Privat-Irrenheilanstalt in **Ofen,** Ungarn, durch Director Dr. Schwarzer.

1853 Eröffnung des Asile de la **Roche-sur-Yon,** Dep. Vendée, Frankreich, nach Plänen von Dr. Ferrus, unter Dr. . . . . .

Eröffnung von „Bucks County Asylum" zu **Stone** bei Aylesbury unter Dir. W. Millar.

1856 Eröffnung des Dep.-Asyls zu La **Roche-Gandon,** Depart. Mayenne, Frankreich, unter Director Dr. . . . . .

1858 Eröffnung der Idiotenanstalt „**La Haye**" in Holland durch freiwillige Beiträge.

1859 Eröffnung des **Nova Scotia** Hospital for Insane bei Halifax, N. Y., Amerika, unter Director Dr. . . . . .

1861 Eröffnung von „**Texas State Lunatic Asylum**" zu Austin, Texas, unter Director Dr. . . . . ., für 550 Kranke.

1862 Eröffnung der Irrenanstalt zu **Bonneval**, Dep. Eure-et-Loire, Frankreich, unter Director Dr. . . . . .

Eröffnung der Heilanstalt zu **La Métairie** bei Nyon, Schweiz, unter Dr. Lony.

Eröffnung der Irrenanstalt zu **Imola,** Italien, unter Dr. . . . . .

1867 Eröffnung der Irrenanstalt zu **Prémontré,** Depart. Aisne, Frankreich, unter Dr. . . . . .

1868 Eröffnung des Asile de **Ville Evrard,** Dep. Seine, Frankreich, unter Dr. . . . . .

1869 Eröffnung der Privatheilanstalt für Gemüthskranke zu **Charlottenburg** unter Director Dr. Edel.

1872 Eröffnung der städtischen Irrenanstalt **Rothenberg** bei Riga unter Director Dr. Brutzer. Vorher seit 1862 Privatanstalt.

1874 Eröffnung der Privat-Heilanstalt zu **Blankenburg** in Thüringen durch Director Dr. Schwabe.

1876 Die Irrenanstalt bei **Schleswig,** Schleswig-Holstein, bis dahin Staatsanstalt, wird von den Provinzialständen übernommen.

1879 Eröffnung des „Second Minnesota Hospital for Insane" zu **Rochester,** Minnesota, America, unter Director Dr. J. E. Bowers, für 350 Kranke.

1880 Emulgation des **Gesetzes** in **England,** wodurch Gewohnheitstrinker auf 6 Monate gegen ihren Willen in einer retreat festgehalten werden können, in welche sie sich freiwillig begeben. Das Gesetz erlischt 1886.

1881 erscheint das 1. Heft des „**l'Encephale,** J. des mal. ment. et nerv. par B. Ball et J. Luys, Paris".

1883 Eröffnung der Idiotenanstalt zu **Eastcote,** Hampton Wick, Middlesex, England, unter Director Dr. Langdon Down für Erziehung und Behandlung männlicher Kinder, welche an Neurose und körperlicher Schwäche leiden.

2. 1801 † **J. Kaspar Lavater** (geb. 15. November 1741 zu Zürich), Verfasser der „Physiognomische Fragmente, 4 Bände", bei der Eroberung von Zürich durch eine Kugel.

1861 Eröffnung der **Neinstedter** Anstalten, Provinz Sachsen, für Idioten unter Inspector Pastor Kobelt.

1862 Eröffnung der Idiotenanstalt zu **Langenhagen,** Hannover, unter Director Dr. Kind.

1863 Eröffnung von „Cumberland und Westmoreland Asylum" zu **Near Carlisle,** England, unter Director Dr. Kirkman, welchem nach 1 Jahre Dr. S. Clouston folgte, nach 10 Jahren Dr. A. Campbell.

1866 Eröffnung der neuerbauten Irrenheil- und Pflegeanstalt zu **Heppenheim,** Grossherzogthum Hessen, unter Director Dr. Ludwig.

1867 † Dr. **Klotz,** Hausarzt der Irrenheilanstalt Sonnenstein, Königreich Sachsen, an Apopl. (geb. 13. Februar 1802).

1877 Eröffnung des „Kings County Hospital for Incurables“ zu **Flathush, Long Island,** New York, Amerika, unter Director Dr. John C. Shaw, für 376 Kranke.

3. 1811 Geb. Prof. Dr. **von Rinecker,** Director der psychiatrischen Klinik in Würzburg († 21. Februar 1883).

1878 Erweiterung der Irrenheilanstalt Friedrichsberg bei **Hamburg** durch Neubau einer Irrensiechenanstalt unter Dr. Reye.

1882 Eröffnung des „Rubery Hill Asylum“ bei **Bromsgrove,** Worcestershire, England, unter Director Dr. Syle.

4. 1772 Geb. **E. D. Esquirol** zu Toulouse (nach Haeser), nach Anderen am 13. Februar († 12. December 1840).

1833 Eröffnung von „Kent County Lunatic Asylum“ zu **Barming Heath** bei Maidstone, England, unter Director Mr. Poyndar.

1877 50jähriges Amtsjubiläum des Director Dr. **Roller** in Illenau, Baden.

1878 † Dr. **Roller,** Director der Heil- und Pflegeanstalt in Illenau, Baden.

1879 Eröffnung von „Dr. Svetlin's Privatheilanstalt für Gemüthskranke“ in **Wien,** Oesterreich.

6. 1851 † Dr. **Leuret,** Director in Bicêtre-Paris, zu Nancy (geb. .....).

1875 50jähriges Jubiläum der Irrenanstalt zu **Siegburg,** Rheinprovinz, unter Director Dr. W. Nasse.

7. 1830 Eröffnung der neuerbauten Irrenheilanstalt **Sachsenberg,** Mecklenburg, des ersten Neubaues einer Heilanstalt in Deutschland, unter Director Dr. Flemming.

8. 1764 Geb. Dr. **Fr. E. Fodéré,** Arzt der Irrenanstalt Marseille, Frankreich († 4. Februar 1835).

1809 Geb. Prof. Dr. **Brenner,** Director der Irrenanstalt zu Basel, Schweiz († 31. October 1875).

9. 1881 † Dr. **C. Karuth,** Director der Prov.-Irrenanstalt zu Sorau, Provinz Brandenburg, an Darmverschlingung (geb. .....).

10. 1884 † Dr. **W. H. Parsey,** Director des „Warwick County Lunatic Asylum“ zu **Halton** bei Warwick, England; unter ihm wurde 1852 auch die Anstalt für 200 Kranke eröffnet. Jetzt 670 Kranke mit separatem Gebäude für Idioten.

11. 1802 Geb. Dr. **Ch. Roller,** Director der Irrenanstalt Illenau, Baden, zu Pforzheim († 4. Januar 1878).

1855 † Dr. **Warneford,** hauptsächlichster Begründer von „Warneford Lunatic Asylum" zu Headington Hill, Headington, Oxon., England, wozu er 70,000 Pfd. St. beisteuerte.

12. 1842 Eröffnung des „Etablissement pour femmes alienées" zu **St. Crond,** Provinz Limburg, Belgien, mit 12 Frauen unter der Priorin Judith Proost.

1881 † Dr. **Runge,** dirigirender Arzt der Wasserheilanstalt zu Nassau, 47 Jahre alt, an Apoplexie.

1882 Eröffnung der Provinzial-Irrenanstalt zu **Bonn,** Rheinprovinz, unter Director Dr. Nasse.

13. 1867 **brannte** die Irrenanstalt zu **Luxemburg** gänzlich ab.

14. 1830 Eröffnung der Irrenheilanstalt zu **Leubus,** Schlesien, unter Director Dr. Martini (die Pensionsabtheilung am 14. Januar, die öffentliche am 4. Februar).

1848 Das neuerbaute, aber noch nicht mit Kranken belegte Zellengebäude (Tobabtheilung) des zu einer kantonalen Irrenanstalt umgewandelten früheren Benediktinerklosters Pfäfers, **St. Pirminsberg,** Schweiz, **brannte** ab.

1878 † **Giuseppe Girolani,** Rom, Prof., Director (geb. 9. October 1809).

15. 1855 Eröffnung des „Government Hospital for the Insane" zu **Washington,** District of Columbia, Amerika, unter Director Dr. Nicholles, für 180 Kranke.

1870 wurde in der Irrenanstalt zu **Rom,** jenseits des Tiber, ein junger Assistenzarzt von einem Kranken mit einer Scheere tödtlich verwundet und entmannt.

16. 1843 Eröffnung des „New York State Lunatic Asylum" zu **Utica,** N. Y., unter Director Dr. Brigham, für 600 Kranke.

17. 1773 Geb. Dr. **A. Heinroth,** Professor der Psychiatrie zu Leipzig († 26. October 1843).

1814 Geb. Dr. **H. Neumann,** Professor der Psychiatrie an der Universität Breslau und Director der psychiatrischen Klinik daselbst († 10. October 1884).

1816 Eröffnung des St. Hans-Hospital bei **Kopenhagen,** Dänemark, unter Director Dr. Seidelin. Erster Neubau einer

Irrenanstalt in Dänemark, für 150 Kranke. Plan angeblich von Esquirol.

1859 Eröffnung der Erziehungs- und Pflegeanstalt **Hephata** bei M. Gladbach unter Director C. Barthold.

18. 1838 Eröffnung der Provinzial-Irrenanstalt zu **Owinsk,** Provinz Posen, unter Director Dr. Beschorner.

19. 1885 Die Irrenanstalt zu **Kankakee,** Illinois, Amerika, brannte nieder, wobei 17 Kranke umkamen.

20. 1818 Geb. Dr. **E. Meyer,** Med.-Rath und Director der Irrenanstalt Brake, Lemgo, Lippe-Detmold, Deutschland († 9. Mai 1884).

1850 50 jähriges Jubiläum von Prof. Dr. **Fr. Nasse** in Bonn, Rheinprovinz.

1883 † Dr. **O. Weyert,** Director der Provinzial-Irrenanstalt zu Owinsk, Posen, an schwerem Hirnleiden, 47 Jahre alt.

21. 1875 Gründung des **Schlesischen Hilfsvereins** für Geisteskranke unter Director Dr. Jung.

Die Heilanstalt **Winnenthal,** Württemberg, wird gleichzeitig Pflegeanstalt unter Director Dr. Zeller.

1881 Attentat eines Kranken in der Irrenanstalt **St. Anne** zu Paris auf den Assistenten Boyer durch eine Nagelscheere ohne schwere Verletzung am Kopfe. Die Scheere war dem Kranken durch seine Frau heimlich bei einem Besuche überreicht worden.

1884 erschlug in der Irren-Siechenanstalt zu **Dalldorf** bei Berlin ein Kranker den Wärter, der die Nachtwache hatte und sich im Schlafsaale, worin ein anderer Wärter mit 8 Kranken schlief, auf einem leeren Bette ausruhen wollte, mit einem Schrubber.

22. 1560 Geb. **Francis Bacon** von Verulam (Naturphilosoph), England († 9. April 1626).

24. 1804 Kloster **Marienfeld,** Westphalen, wird zur ersten Irrenanstalt in dieser Provinz bestimmt. Beschluss später aufgehoben.

25. 1860 Eröffnung des „Michigan State Retreat“ zu **Detroit,** Michigan, Amerika, unter Director Dr. . . . . ., für 100 Kranke. Katholisches Institut.

1869 Eröffnung des Asyls **Vaucluse**, Dep. de la Seine, Frankreich, unter Dr. . . . . .

26. 1874 Eröffnung des „Athens Asylum for the Insane“ zu **Athens**, Ohio, Amerika, unter Director Dr. A. B. Richardson, für 586 Kranke.

1881 † Dr. **St. Chomantowski**, Ordinator der Irrenanstalt zu Warschau.

27. 1775 Geb. **von Schelling** zu Loonbaren, Württemberg, Philosoph († 20. August 1854).

1879 Eröffnung des „Camden County Asylum“ zu **Blackwood**, New Jersey, Amerika, unter Dir. Mrs. Adaline B. Stiles, für 100 Kranke.

1880 † **C. Fr. C. Flemming**, emeritirter Director der Irrenanstalt Sachsenberg, Schwerin, Mecklenburg, in Wiesbaden (geb. 27. December 1799).

29. 1814 † **J. G. Fichte**, Philosoph, in Berlin am Nervenfieber (geb. 19. Mai 1762).

1862 † Prof. **J. B. Friedreich**, psychiatrischer Schriftsteller, in Würzburg, Baiern (geb. um 1796).

1867 Erste Sitzung der **Berliner med. psychol. Gesellschaft** unter Prof. Dr. Griesinger.

1875 **brannte** die Irrenanstalt zu **Beaufort**, Frankreich, ab. 3 Kranke verbrannten.

zerstörte **Feuer** die Frauenseite und das Verwaltungsgebäude der Anstalt zu **Quebek**, Amerika, wobei 26 Kranke verbrannten.

30. 1856 † Prof. Dr. **H. Meckel** von Hemsbach in Berlin, an Phthisis.

1880 † Dr. **Koeppe**, Prof. und Director der Provinzial-Irrenanstalten zu Nietleben und Rittergut Altscherbitz, an Morphiumvergiftung (geb. 1833).

31. 1827 Eröffnung des **Limerick** District Asylum, Irland, für 100 Kranke, erbaut mit 29,511 Pfd. St., unter Director Dr. . . . . .

Februar.

1\. 1798 Geb. Dr. **A. W. Göricke** zu Paris, Director des St. Hans-Hospitals bei Kopenhagen von 1831—1863 (lebt in Kopenhagen).

1844 Eröffnung der Privatheilanstalt für Psychisch-Kranke zu **Pfullingen,** Württemberg, unter Director Flamm.

1861 Eröffnung von „City et County Lunatic Asylum" **Stapleton** bei Bristol, England, unter Dr. H. O. Stephens.

1880 Eröffnung des „Adam Nervine Asylum" zu **Jamaica Plain,** Massachusetts, Amerika, unter Director Dr. F. W. Page, für 30 Frauen.

1883 Eröffnung der Station für Epileptisch-Schwachsinnige in der Idiotenanstalt zu **Scheuren** bei Nassau unter Director Horny.

2\. 1797 Geb. Dr. **J. Guislain,** Director der Irrenanstalt zu Gent, Holland, zu Gent († 1. April 1860).

1859 Eröffnung des „State Asylum for Insane Criminals" zu **Auburn,** New York, Amerika, unter Director Dr. C. F. Mac Donald, für 160 Kranke.

1863 † Dr. **Guggenbühl,** Director der Idiotenanstalt auf dem Abendberge, Schweiz, zu Montreux (geb. 13. August 1816).

1881 Eröffnung der Colonie „Alteburg" der Privatheilanstalt für Psychisch-Kranke zu **Pfullingen,** Königreich Württemberg, unter Director Dr. Flamm.

3\. 1643 Bildung einer Gesellschaft **Assistenza** e custodia dei dementi in **Florenz,** Italien.

1871 Gründung eines **Kreis-Unterstützungs-Fonds** für arme Irre des Kreises **Niederbayern,** Bayern.

4\. 1835 † Dr. **Fodéré,** Arzt der Irrenanstalt zu Marseille, Frankreich (geb. 8. Januar 1764).

1840 Irrengesetz in **Finnland.**

1863 † Dr. **Willing,** Arzt an der Irrenheilanstalt **Siegburg,** Rheinprovinz, am Zungenkrebs.

5\. 1838 **Irrengesetz** in **Genf,** Schweiz.

6\. 1622 **Thomas Willis** geb. in Bedwin, Grafschaft Wilt, England. Verfasser von „Cerebri anatome“ und „Affect. hyst.“ († 21. November 1675).

1822 **Irrengesetz** in **Spanien.**

1880 Eröffnung der städtischen neuerbauten Irrenanstalt zu **Dalldorf** bei Berlin unter Director Dr. Ideler.

8\. 1786 Geb. Dr. **J. H. Seidelin** zu Kopenhagen, Director des St. Hans-Hospitals bei Kopenhagen von 1816—1853 († 12. Mai 1855).

1834 Zustimmung des Ministers von Altenstein an Dr. Damerow, dass im Anschluss und in der Nähe der Irrenanstalt zu **Halle,** Provinz Sachsen, eine Irrencolonie angelegt werde.

1878 † Prof. Dr. **Claude Bernard** in Paris, „Einfluss des Gehirns auf die Leber“ (geb. 12. Juli 1813 zu St. Julien).

† Dr. **Landerer,** Director und Gründer der Privatirrenanstalt zu Göppingen, Württemberg, an langjährigem Magenübel (geb. 28. August 1814).

† Dr. **Stolz,** Director der Irrenanstalt zu Hall, Tyrol, an Apoplexie (geb. . . . . . .).

1884 **ermordete** eine Irre zu **Leyne,** Arrond. de Figeac, Frankreich, ihre Wärterin, als diese in ihre Zelle trat. Jene schlug die Thüre zu und entriss den Schlüssel. Die durch Schreien herzugerufenen Wärterinnen mussten die That ansehen. Als die Thür aufgebrochen, war die Wärterin im Verscheiden.

11\. 1681 befahl der Vice-Legat Nicolini, dass die Irren der Stadt **Avignon,** Frankreich, in den Thurm der „l'Officialité“ aufgenommen würden, der ältesten selbständigen Irrenanstalt in Frankreich.

1786 Dr. **James Prichard** geb. zu London († 22. December 1848), Commiss. of lunacy, England.

12\. 1804 † **Immanuel Kant,** Philosoph, in Königsberg, Preussen (geb. 22. April 1724).

1812 Eröffnung des **Nottingham** Asylum, Snenton, England, für 80 Kranke, unter Director Apoth. Thomas Morris.

1814 **Verordnung** des Königs Wilhelm I. in **Holland** betr. das Irrenwesen.

13. 1489 Gründung der Casa de Orates in **Valladolid,** Spanien, „worin Irre und Personen aufgenommen werden sollen, die nicht bei Troste sind, damit sie geheilt, geleitet und berathen werden“, unter Victor Lazar Barrasa.

1772 Geb. **Jean Etienne Dominique Esquirol** zu Toulouse, Nachfolger von Pinel 1810 in der Salpetrière, Arzt in Charenton 1826 († 12. December 1840)?

15. 1865 Eröffnung der neu gebauten Irrenanstalt **Brenty,** Departement Charente, Frankreich, unter Dr. . . . . .

16. 1822 **Beschluss** der ausserordentlichen Cortes in **Spanien,** bestätigt durch Königlichen Befehl vom 8. September 1826, dass die Irrenhäuser von anderen Spitälern getrennt werden sollen.

1880 † **M. Belhomme,** Director einer Privatheilanstalt bei Paris, Mitbegründer der Société méd.-psych. in Frankreich, 80 Jahre alt.

17. 1852 Eröffnung der Privat-Irrenanstalt **Pöpelwitz** bei Breslau, Schlesien, durch Prof. Dr. Neumann.

18. 1880 Eröffnung des „State Hospital for the Insane“ zu **Norristown,** South Eastern district, Pennsylvania, Amerika, unter Dr. R. H. Chase und Dr. A. Bennett, für 800 Kranke.

21. 1677 † **Baruch Spinoza,** Philosoph (geb. 24. November 1632 zu Amsterdam), in Haag, Holland, an Phthisis.

1860 Eröffnung des „Longview Asylum“ zu **Carthago,** Ohio, Amerika, unter Director Dr. Langdon, für 400 Kranke.

1883 † Prof. Dr. **Fr. von Rinecker,** Director der psychischen Klinik zu Würzburg (geb. 1811 in Schesslitz).

22. 1829 Geb. Prof. Dr. **Fr. Siebert,** Director der psychiatr. Klinik zu Jena, zu Würzburg († 26. Mai 1882).

1856 Eröffnung des „North Carolina Insane Asylum“ zu **Raleigh,** North Carolina, Amerika, unter Director Dr. . . . . ., für 250 Kranke.

1880 † Dr. **H. Dick,** Director der Kreisirrenanstalt zu Klingenmünster, Bayern, an Herzleiden (geb. 25. November 1814).

1882 † Dr. **Broc,** Aerztlicher Director der Irrenanstalt zu Quatre-Mares, Frankreich, 46 Jahre alt.

23. 1815 **Verordnung** in **Belgien,** dass die definitive Sequestration

der Irren in den besonderen Anstalten mittels eines Befehles der Tribunale 1. Instanz auf das Ansuchen der nächsten Verwandten oder auf die amtliche Requisition der königlichen Procuration bewirkt werde. Revocirt durch Verordnung vom 9. October 1830.

1845 **brannte** die Irrenanstalt in **Königsberg**, Preussen, grösstentheils ab, wobei 5 Personen verbrannten. Einmal schon im April 1834.

1873 † Dr. **J. Borrel**, Director der Irrenanstalt Préfargier, Schweiz, an Herzleiden (geb. 18. December 1812).

1877 Eröffnung der Privatanstalt der Ordensbrüder von San Juan de Dios (Alexianerbrüder) in Ciempozuelos, **Madrid**, für 25 männliche Irre.

24. 1871 Eröffnung von County und City Asylum zu **Hereford**, England, unter Director Dr. T. A. Chapman.

25. 1826 Eröffnung der Irrenanstalt für Männer „St. Athanase“ zu **Quimper**, Département Finistère, Frankreich, unter Dr. . . . . .

1874 Eröffnung der Idiotenanstalt zu **Strengnäs**, Schweden, unter Dr. . . . . .

26. 1410 Gründung der Irrenanstalt zu **Valencia**, Spanien, für umhervagabondirende Irre durch Bruder Juan Gilaberto Jofré.

1881 Errichtung der Privat-Idiotenanstalt zu **Marsberg**, Westphalen.

27. 1834 Die Heil- und Pflegeanstalt **Zwiefalten**, Württemberg, wird nach Eröffnung der Anstalt von Winnenthal Pflegeanstalt unter Director Dr. Elser.

28. 1759 Geb. Prof. Dr. **J. Ch. Fr. Reil** zu Rauden in Ostfriesland († 22. November 1813).

März.

1. 1743 verordnet Fürstbischoff Friedrich Carl von Schoenborn, dass die „delirantes et simul furiosi“ in's Juliusspital in **Würzburg**, die „placide delirantes et non furiosi“ in den Landspitälern verbleiben sollen.

1801 Eröffnung der ständischen Land-Irrenanstalt der Kurmark zu **Neu-Ruppin,** Brandenburg, erster Neubau einer Irrenanstalt in Deutschland, unter Dr. . . . . .

1834 Eröffnung der Irrenheilanstalt **Winnenthal,** Württemberg, unter Director Dr. . . . . .

1846 Selbständige Stellung der Irrenanstalt in **Prag** unter Director Dr. Riedel.

1847 In **Valladolid,** Spanien, wird der Pallast des Don Alvaro de Luna, genannt „Casa del Cordon", von der 1489 gegründeten Irrenanstalt gekauft und eingerichtet. 14 Provinzen sandten ihre Kranken dahin.

1852 Eröffnung von „Tenessee Hospital for the Insane" zu **Nashville,** Tenessee, Amerika, unter Director Dr. . . . . . ., für 400 Kranke.

1861 Eröffnung des „Jowa Hospital for the insane" at Mt. **Pleasant,** Jowa, Amerika, unter Director Dr. . . . . ., für 350 Kranke.

1873 Eröffnung des „Hudson County Lunatic Asylum" zu **Jersey City,** New Jersey, Amerika, unter Director Dr. G. W. King, für 220 Kranke.

1883 Eröffnung des „Arkansas State Lunatic Asylum" zu **Little Rock,** Amerika, unter Director Dr. C. C. Forbes, für 250 Kranke.

2\. 1881 † Dr. **Ed. Güntz,** Gründer der Privatanstalt **Thonberg** bei Leipzig (geb. 1. April 1800).

† Dr. **Const. von Seyfert,** Arzt an der Irrenanstalt zu St. Petersburg.

3\. 1875 † Dr. **Forbes Winslow** zu Brighton, 63 Jahre alt, an Urämie; Director einer Privatheilanstalt und Herausgeber des „J. of Psych. Med. and Mental Pathol."

5\. 1815 † Dr. **Friedr. Mesmer,** Erfinder des Mesmerismus, in Meersburg an Bodensee (geb. 23. Mai 1733).

1858 Erlass eines **Irrengesetzes** in **Schweden.**

1866 † Prof. Dr. **John Conolly,** früherer Director der Irrenanstalt zu Colney Hatch und Director einer Privatanstalt, Schöpfer des Non-restraint, in England (geb. 1795) (cf. 15. März).

1877 Gründung eines **Hülfsvereins** für entlassene Irre im Canton Aargau, **Schweiz.**

1881 Es **verbrannte** in der Irrenanstalt zu **Danville**, Pennsylvanien, Amerika, die ganze Frauenseite, $^1/_4$ der Männerseite und das Centralgebäude. 9 Kranke entflohen, Niemand kam um. Entstehung unbekannt.

7\. 1855 † Dr. **Backer**, langjähriger Arzt in der Irrencolonie Gheel, Belgien, 90 Jahre alt.

8\. 1881 † Dr. **Giraud**, Director der Irrenanstalt zu Maréville, Frankreich.

9\. 1758 Geb. Dr. **Fr. J. Gall** zu Tiefenbrunn, Begründer der Schädellehre († 22. August 1825 auf seinem Landsitze zu Montrouge bei Paris).

1857 **brannte** die Privatanstalt des Dr. Meinhard zu „**Hempelseck**" bei Gera, Deutschland, ab.

11\. 1813 Geb. **Ger. Marchant**, ärztlicher Director der Irrenanstalt zu Braqueville, Frankreich (ermordet durch einen Kranken 21. Juni 1884).

1884 An der Irrenanstalt **Feldhof**, bei Graz, Steyermark, Oesterreich, wird die Filiale Kainbach für 56 männliche Unheilbare eröffnet.

12\. 1866 † Dr. **Müller**, emeritirter Director der Heil- und Pflegeanstalt zu Pforzheim, nach langer Krankheit (geb. 7. December 1792).

1866 † Dr. **Max Parchappe**, Generalinspector der Irrenanstalten in Frankreich zu Paris (geb. 21. October 1800).

13\. 1841 Beschluss der Stände in Provinz **Preussen**, zwei neue Irrenheil- und Pflegeanstalten zu erbauen.

1864 Eröffnung der „Louisiana Retreat" zu **New-Orleans**, Louisiana, Amerika, unter Dr. . . . . ., für 140 Kranke. Katholisches Institut.

14\. 1804 Geb. Dr. **Bernhardi**, Director der Provinzial-Irrenanstalt zu Allenberg, Ostpreussen († 13. November 1872).

1881 25jähriges Jubiläum von Dr. **Snell** als Director der Irrenanstalt zu Hildesheim, Hannover.

15\. 1858 Eröffnung der Irrenanstalt zu **Wehnen**, Oldenburg, unter Director Dr. Kelp.

1866 † Prof. **J. Conolly** in England (cf. 5. März).

1867 Constituirende Versammlung des psychiatrischen Vereins zu **Berlin** unter Dr. Laehr.

1875 Eröffnung von „Kent County Asylum“ zu **Chartham**, Canterbury, England, unter Director R. Spencer.

1879 Eröffnung des „Alexian Brothers Misericordia Insane Asylum“ zu **St. Louis**, Missouri, Amerika, unter Rector Bro. Jodneus Schiffer, für 40 Mann. Katholisches Institut.

16. 1849 erkennt ein Dekret in **Frankreich** die Nützlichkeit eines **Vereines** zur Unterstützung entlassener Irren an.

1882 wurde Dr. **Gray**, Director der Irrenanstalt zu Utica, N. Y., von einem Kranken durch 2 Schüsse schwer verwundet, genas.

17. 1851 Eröffnung des Trinker-Asyles zu **Lintorf**, Rheinprovinz, Deutschland, durch Director Engelbert.

1876 Eröffnung von „Asylum for Insane“ zu **Hamilton**, Ont., Britische Provinz, Amerika, unter Director Dr. James M. Wallace, 566 Kranke.

18. 1814 Geb. Dr. **Harald Selmer**, Director der Irrenanstalt zu Aarhus, Jütland, von 1852—78, zu Veile († 17. December 1879).

1881 Eröffnung der **Irren-Colonie** für die Irrenanstalt **St. Urban**, Schweiz.

19. 1851 † Dr. **Fr. Bird**, 60 Jahre alt, früher Arzt an der Irrenheilanstalt Siegburg, Rheinprovinz, am Nervenfieber.

1862 † Dr. **Hohenschild** in Giessen, Director der Irrenanstalt in Hofheim, Hessen.

1869 wurde in **Chile** der Universität befohlen, eine psychiatrische **Klinik** einzurichten und sie dem Dr. H. Elguere zu übertragen.

1879 Aufhebung der Irrenabtheilung des Allgem. Krankenhauses zu **Hamburg** nach 56jähriger Wirksamkeit.

21. 1847 50jähriges Doctorjubiläum von **Max Jacobi** in Siegburg. Gründung der **Jacobi-Stiftung** für das Pflegepersonal.

1857 60jähriges Doctorjubiläum von **Max Jacobi**, Director in Siegburg.

1884 † Dr. **Ch. Lasègue**, Irrenarzt in Paris.

22. 1881 Eröffnung der neuerbauten städtischen Irrenpflegeanstalt für Männer zu Bjergmacken, Filiale des St. Hans-Hospitals zu **Bistrupgaard** in Dänemark unter Director Dr. Steenberg.

23. 1806 Geb. Dr. **W. Beschorner,** Director der Provinzial-Irrenanstalt zu Owinsk, zu Breslau († 20. December 1873).

1811 Dr. **C. Stahl,** Director der Kreisirrenanstalt zu Karthaus-Prüll, geb. in München († 19. Mai 1874).

1857 Eröffnung der Privatanstalt **Asyl Bellevue** in Kreuzlingen, Schweiz, unter Director Dr. Binswanger.

25. 1852 Decentralisation der Verwaltung des Irrenwesens in **Frankreich.** An die Stelle des Ministers des Innern treten die Präfecten.

26. 1863 Eröffnung der **südwestdeutschen Lokalversammlungen** von Irrenärzten zu Karlsruhe, Baden.

1876 Eröffnung des Privat-Asylums „for ten ladies“ zu **Bishopstone House,** Bedford, Bedfordshire, England, unter Director Dr. W. Simpsonbraig.

1880 Eröffnung von „Milwankee Asylum for Insane“ zu **Wauwatosa,** Wisconsin, Amerika, unter Director Dr. J. H. Mc. Bride, für 324 Kranke.

27. 1876 † Dr. **Adolph Zeising** zu München, Verfasser der Lehre vom „goldenen Schnitt“ (geb. 24. September 1810 zu Ballenstedt).

29. 1826 Eröffnung des „Hospice St. Dominique“ zu **Bruges,** Belgien. Officiell anerkannt am 1. Juli 1834 und von Dr. Beeckmann gänzlich reorganisirt. Anfangs für 50 Kranke, jetzt für 480 Kranke unter Director Soleil.

1883 Constituirung des deutschen **Vereines** gegen den Missbrauch geistiger Getränke zu Cassel unter Präsident Dr. W. Nasse.

Eröffnung des „Western North Carolina Insane Asylum“ zu **Morganton,** North Carolina, Amerika, unter Präsident Dr. P. L. Murphy, für 200 Kranke.

31. 1865 **Gesetz** in Amerika, wonach die Magistrate ermächtigt sind, Gewohnheitssäufer dem Asyle von **Binghampton,** N. Y., zu überweisen.

1881 † Dr. **Isaac Ray** zu Philadelphia, emeritirter Director der Irrenanstalt zu Butler bei Providence, 74 Jahre alt.

April.

1\. 1800 Geb. Dr. **Ed. Güntz,** Dir. und Gründer der Heilanstalt Thonberg bei Leipzig, Königreich Sachsen († 2. März 1881).

1824 Eröffnung der „Retreat for the Insane" zu **Hartford,** Connecticut, Amerika, unter Director Dr. Todd, für 150 Kranke.

1841 **Landwirthschaftlicher** Betrieb in der Irrenanstalt **Stephansfeld,** Elsass, eingerichtet von Dr. Richard.

Eröffnung der Provinzial-Irrenanstalt **Rügenwalde,** Provinz Pommern, unter Dr. Pitsch.

1852 † **August de Meuron,** Gründer der Irrenanstalt **Préfargier,** Schweiz (geb. 26. August 1789).

1854 Eröffnung des „Taunton Lunatic Hospital" zu **Taunton,** Massachusetts, Amerika, unter Director Dr. Choate, für 550 Kranke.

1855 Eröffnung der Provinzial-Irrenanstalt zu **Schwetz,** Provinz Westpreussen, unter Director Dr. Hoffmann.

1858 Eröffnung des „Home for Nervous Invalids" zu **Litchfield,** Connecticut, Amerika, unter Director Dr. . . . . .

1859 Eröffnung des „Michigan Asylum for the Insane" zu **Kalamazoo,** Michigan, Amerika, unter Director Dr. van Deusen, für 765 Kranke.

1860 entschied die Regierung in **Spanien,** dass Irrenanstalten in den Provinzen Zaragoza, Valladolid, Corunna, Granada, Valencia, Barcelona und Madrid errichtet würden. Die Finanzen machten die Ausführung unmöglich.

† Prof. Dr. **J. Guislain,** Director der Irrenanstalt zu Gand, Belgien (geb. 2. Februar 1797).

1864 Eröffnung der **Irrencolonie Einum** bei der Irrenanstalt Hildesheim, Provinz Hannover, unter Director Dr. Snell.

1866 Eröffnung der Irrenabtheilung des Maison de santé in **Schöneberg** bei Berlin, unter Director Dr. Levinstein.

1868 Eröffnung der Provinzial-Irrenanstalt zu **Osnabrück,** Hannover, unter Director Dr. Meyer.

1873 Gründung der Privat-Irrenanstalt in **Charlottenburg** bei Berlin, durch Director Dr. Sponholz.

1873 Eröffnung des „County Asylum for Lancaster" zu **Wittingham** bei Presta, England, für 1150 Kranke. Neubau eröffnet am 1. Juni 1881 für 650 Kranke.

1877 Eröffnung des **klinisch-psychiatrischen Unterrichtes** in **Breslau** unter Prof. Dr. Neumann.

Eröffnung des „Warm Springs Insane Asylum" zu **Deer Lodge City**, Montana Territory, Amerika, unter Contractors Dr. H. Mitchell und Dr. F. Massigbrod, für 100 Kranke.

1878 Eröffnung der Pflegeanstalt **Hördt** als Filiale der Irrenanstalt Stephansfeld, Elsass, unter Director Dr. Stark.

150jähriges Jubelfest des 1. Irrenanstaltsbaues im Regierungsbezirk Polen zu **Warschau**, unter Director Dr. Rothe.

1879 Neubau einer landwirthschaftlichen **Colonie** der Irrenanstalt **Stephansfeld,** Elsass, unter Director Dr. Stark.

1880 Eröffnung der Privatanstalt für Gemüths- und Nervenkranke zu **Theresienhof** bei Goslar am Harz durch Pastor Stutzer.

1881 Eröffnung der **Irrencolonie** auf dem Sonnhaldenhof mit 64,44 ha für die Irrenanstalt **St. Urban,** Luzern, Schweiz, unter Director Dr. Fetscherin.

1882 Das Georgenhaus in **Leipzig,** seit 1212 auch für „Irrsinnige" gegründet, wird für diese aufgelöst.

3. 1857 Der Grosse Rath im Canton St. Gallen, Schweiz, gewährt 50,000 Frcs. zu einem Unterstützungs-Fond für arme Irre in der Anstalt zu **St. Pirminsberg.**

1858 Eröffnung der Anstalt **Vordingborg** für die dänischen Inseln, unter Dr. . . . . . .

1872 Eröffnung des „Illinois Northern Hospital for the Insane" zu **Elgin,** Illinois, unter Director Dr. A. Kilbourne, für 525 Kranke.

4. 1716 Eröffnung der Landesverpflegungsanstalt zu **Waldheim,** Königreich Sachsen, für Irre, Kranke, Arme, Waisen und Züchtlinge.

1805 Eröffnung der Irrenanstalt **St. Getreu** in Bamberg, Königreich Bayern, unter Dr. Marcus.

1875 **brannte** die Irrenanstalt bei **Nizza** gänzlich ab, wobei 3 Kranke das Leben verloren.

5. 1790 Geb. Dr. **C. Weiss**, Director der Landesanstalt zu Colditz († 20. October 1859).

1814 Die „Private Mad-house Bill" des Mr. Rose passirt das Haus der Gemeinen in **England.** Periodische Visitation der Privatanstalten durch Magisträte.

6. 1846 Eröffnung der Irrenanstalt zu **Blois**, Departement Loire et Cher, Frankreich, unter Dr. . . . . .

7. 1789 † Dr. **Peter Camper**, Prof. der Anatomie, Chirurgie und Botanik zu Gröningen, Holland, zu Haag (geb. 11. Mai 1722) „Gesichtslinie".

1847 Eröffnung der Irrenanstalt für **Nord. u. East Ridings** of Yorkshire, England, unter Dr. . . . . .

1853 Gründung der Idiotenanstalt zu **Pennsylvania,** Amerika.

8. 1863 † Dr. **Fr. Hoffmann**, Director der Provinzial-Irrenanstalt Siegburg, Rheinprovinz, durch Suicidium (geb. 1819).

9. 1626 † **Francis Bacon** von Verulam auf seinem Landgute Gorhamburg (?), England (geb. 22. Januar 1560 od. 61).

1795 Geb. Dr. **J. E. Georget** zu Vernon bei Tours, Frankreich, († 14. Mai 1828).

10. 1755 Geb. Dr. **S. Hahnemann**, Gründer der Homöopathie und der Privat-Irrenanstalt 1792 in Georgenthal bei Gotha († 2. Juni 1843).

1775 Geb. Dr. **Max Jacobi** zu Düsseldorf, Director der Irrenanstalt Siegburg, Rheinprovinz († 18. Mai 1858).

1879 Eröffnung des „Dakota Hospital for the Insane" zu **Yankton,** Dakota, Amerika, unter Director Dr. S. B. McGlumphy, für 200 Kranke.

11. 1745 Geb. Dr. **Phil. Pinel** zu St. André bei Lavoux, Frankreich, († 25. October 1826), nach Andern am 20. April 1745.

1818 **Verordnung** in **Holland,** wonach die vorhandenen Irrenanstalten, welche sich zur Heilung eignen, bleiben, die andern aufgehoben werden sollen. Aufsicht einer Specialcommission.

1873 Eröffnung von „Northern Hospital for Insane" zu **Winnebago,** Wisconsin, Amerika, unter Director Dr. W. Kemster, für 638 Kranke.

1877 Eröffnung des „Florida Insane Asylum“ zu **Chattochoochee,** Florida, Amerika, unter Director Dr. J. H. Randolph, für 155 Kranke.

1878 † **Sebastian Ruf,** psychiatrischer Schriftsteller und vieljähriger Kaplan der Irrenanstalt Hall, Tyrol.

† Prof. Dr. **G. St. Bonacossa** in Turin, Italien, an Herzkrankheit (geb. . . . . . 1804 zu Casalgrasso, Saluzzo).

13. 1858 Eröffnung von Durham County Asylum zu **Sedgefield** bei Ferryhill, England, unter Dr. Rob. Smith, für 300 (jetzt 900) Kranke.

14. 1854 50jähriges Doctor-Jubiläum von Prof. Dr. **Kieser** in Jena.

15. 1818 Verordnungen in **Holland,** die Reorganisation des Irrenwesens betreffend.

1819 Dr. **Graeser,** Director der Provinzial-Irrenanstalt zu Eichberg, Nassau, geb. († 26. November 1871).

1862 Uebersiedelung der Irren in **Berlin** aus dem Arbeitshause in die adaptirte Irrenpflegeanstalt in der Wallstrasse unter Director Dr. Ideler.

1868 Eröffnung von „Hospital for Epilepsy and Paralysis“ zu **Portland Terrace,** Regent's Park, London, N. W., unter Dr. J. Althaus, mit 25 Patienten.

16. 1849 † Prof. Dr. **C. B. Heinrich** in Königsberg, psychisch-krank, an Blausäure (geb. 17. April 1819).

1866 Eröffnung von „City of London Lunatic Asylum“, **Stone** und **Dartford,** Kent, England, unter Director Dr. O. Jepson, der 1879 einen Pavillon für Infectionskrankheiten und 1885 für männliche Epileptiker und Suicidal-Kranke hinzufügte.

17. 1819 Prof. **B. Heinrich** in Königsberg, zu Bonn geb. († 16. April 1849 an Suicid.).

1866 Eröffnung der neuerbauten Irrenanstalt **Göttingen,** Provinz Hannover, unter Director Dr. L. Meyer.

18. 1778 Geburtstag und 1851 Todestag von Prof. **Fr. Nasse** in Bonn, Rheinprovinz.

1781 Dr. **Ebers,** dirigirender Arzt des Allerheiligen-Hospitals in Breslau, geb. zu Flensburg.

1882 Schliessung der Irrenstation im Georgenhaus zu **Leipzig.**

19. 1781 Eröffnung der Irrenanstalt in **Wien.** (Narrenthurm), unter Dr. . . . . .

1796 Prof. **J. B. Friedreich,** psychiatrischer Schriftsteller, geb. zu Würzburg († 29. Januar 1862).

1849 † Dr. **Amelung,** Director in Hofheim, ermordet durch einen Geisteskranken (geb. 28. Mai 1798).

20. 1869 **Irrengesetz** für **Pennsylvanien** in Amerika.

21. 1765 Geb. Minister **von Nostiz** und **Jänkendorf,** hochverdient um die Reform des Irrenwesens im Königreich Sachsen und psychiatrischer Schriftsteller († 15. October 1836).

1869 † Dr. **Löwenhardt,** Director der Irrenheilanstalt Sachsenberg, Mecklenburg (geb. am 2. Januar 1827), an Herzleiden.

22. 1724 Geb. Prof. Dr. **Immanuel Kant,** Philosoph, zu Königsberg in Preussen († 12. Februar 1804).

23. 1786 Geb. Dr. **Fr. Groos,** Director der Irrenanstalt zu Pforzheim, später zu Heidelberg, zu Karlsruhe († 15. Juni 1852).

1869 Eröffnung des „St. Louis Insane Asylum" zu **St. Louis,** Missouri, unter Director Dr. . . . . ., für 250 Kranke.

24. 1852 Eröffnung der „casa de dementes de Santa Isabel" in dem von der Herzogin de Medinaceli gekauften Palaste zu **Leganés,** 2 Stunden von Madrid, mit 44 Kranken, bis dahin im allgemeinen Hospital verpflegt. Jetzt 197 Kranke.

25. 1803 **v. Vinke** und Med.-Rath **Borges** in Münster, Westphalen, werden vom Oberpräsidenten von Stein beauftragt, einen Plan zur Errichtung eines Irrenhauses für die preussischen Provinzen jenseits der Weser zu entwerfen.

1820 Eröffnung des **Lincoln - Asylum,** Leicst., England, für 50 Kranke, unter Dr. E. P. Charlesworth.

27. 1653 Gründung der **Salpétrière** in Paris, Frankreich, als allgemeines Hospital für die Armen von Paris und Vorstädte.

1806 Prof. **von Feuchtersleben,** Verfasser der „Diätetik der Seele", geb. in Wien († 3. September 1849).

1849 Eröffnung der Irrenanstalt (Gesticht) zu **Meerenberg,** Holland, unter Director Dr. Everts.

1865 **brannte** das reichste Kloster Steyermarks, das Benedictinerstift **Admont,** durch einen Cretin angesteckt, ab. 7 Menschen verbrannten.

1869 Eröffnung der Irrenpflegeanstalt zu **Kosmanos**, Böhmen, unter Primararzt Dr. Kutil.

28. 1837 Eröffnung von „Springfield House Asylum“, **Bedford**, England, unter Director Dr. John Starris. Privatanstalt für die höheren Klassen.

1841 genehmigt der 6. sächsische Provinziallandtag das Project des Neubaues der Provinzial-Irrenanstalt bei **Halle a. S.**, Provinz Sachsen.

1842 † Dr. **Charles Bell**, Neuropatholog, (geb. 1774 zu Edinburgh), nach Anderen am 28. Mai zu Worcestershire.

1859 † Prof. **Johannes Müller**, Physiolog, in Berlin (geb. 14. Juli 1801).

1869 Eröffnung der psychiatrischen **Klinik** zu **Halle**, Sachsen, durch Dr. Köppe.

29. 1862 erschlug in der Anstalt in **Linz** ein Kranker in der Tischlerwerkstatt einen anderen.

30. 1818 brannte das Irrenhaus in **Salzburg** ab. Man musste die Irren 2 Tage und 2 Nächte im Freien verpflegen.

Mai.

1. 1817 Eröffnung des „Asylum for the Relief of Persons deprived of the use of their reason“ zu **Frankford, Philadelphia**, Pennsylvanien, Amerika, durch die Quäker für 55000 Doll., unter Director Dr. . . . . ., für 95 Kranke.

1832 Eröffnung der psychiatrischen **Klinik** in **Berlin** durch Prof. Dr. Ideler.

1833 Eröffnung der Irrenabtheilung zu **Morlaix**, Departement Finistère, Frankreich, für Frauen, unter Dr. . . . . .

1850 Eröffnung der Idiotenanstalt in **Fellgersburg** bei Stuttgart, Württemberg, durch Heinrich Helferich.

1851 Eröffnung der psychiatrischen **Klinik** in der Irrenanstalt zu **Maréville**, Frankreich, durch Dr. M. Morel.

1852 Eröffnung der Privat-Irrenanstalt zu **Göppingen**, Württemberg, durch Director Dr. Landerer.

1862 † Prof. **J. L. C. Schroeder van der Kolk** in Utrecht, Holland (geb. 14. Mai 1797).

1864 Eröffnung der Idiotenanstalt zu Schloss **Stetten**, Württemberg, durch Uebersiedlung aus Winterbach.

1867 Eröffnung der Irrenanstalt **St. Anne** bei Paris, erbaut nach Plänen von Dr. Girard de Cailleux, unter Dr. . . . . .

1868 Eröffnung der Idiotenanstalt zu **Normansfield**, Hampton Wick, Midd., England, unter Director Dr. Langdon Down, für schwachsinnige Kinder beiderlei Geschlechtes.

Eröffnung der Privatanstalt zu **Königshof** bei Münden, Hannover, durch Director Dr. Seebohm.

Eröffnung des Connecticut Hospital for Insane zu **Middletown**, Connecticut, Amerika, unter Director Dr. . . . . ., für 863 Kranke.

1870 Schluss der Irrenanstalt zu **Passau** in Niederbayern, nach 78jährigem Gebrauche.

Eröffnung der **Irrencolonie** Reckwitz in der Landesanstalt **Hubertusburg**, Königreich Sachsen, unter Director Dr. Ehrt.

Eröffnung der Idiotenanstalt in Norrtullsgatan, **Stockholm**, Schweden, für 6 Kinder. 1883 35 Zöglinge.

1873 Eröffnung der „Jowa Hospital for the Insane“ at **Independence**, Jowa, Amerika, unter Director Dr. Gersham H. Hill, für 575 Kranke.

1874 Eröffnung des „New York State Homeopathic Asylum for Insane“ zu **Middletown**, New York, Amerika, unter Director Dr. Selden H. Talcott, für 375 Kranke.

Eröffnung des „Kieth Home“ zu **Brooklyn**, New York, Amerika, durch Lydia Kieth, für 9 Frauen.

1875 Eröffnung der neuen Privat-Irrenanstalt zu **Novara**, Italien, unter Director Dr. Todi.

1877 Eröffnung der Irrenanstalt bei **Marburg**, Hessen, unter Director Dr. Cramer.

1878 Schluss der Irrenheilanstalt zu **Siegburg**, Rheinprovinz, nach 53jähriger Wirksamkeit.

Eröffnung der Provinzial-Irrenanstalt zu **Düren**, Rheinprovinz, unter Director Dr. Ripping.

1879 Eröffnung von Comfers, **Hampton Wick**, Middlesex, England, unter Director Dr. Langdon Down, für Erziehung und Behandlung junger ladies und Mädchen, die an Neurosen leiden.

1881 Eröffnung der **Colonie** in der Provinzial-Anstalt „Hospiz Marienthal“ bei Münster, Westphalen, unter Director Dr. Gerlach.

1882 Erscheinen der **Zeitschrift** „The Amer. J. of Neurol. and Psych.“ Edit. by T. A. McBride, M. D.

2. 1797 Geb. Dr. **Mansfeld**, Director der Irrenanstalt in Braunschweig († 10. September 1863).

1874 Eröffnung der psychiatrischen **Klinik** in **Graz**, Steyermark, durch Prof. Dr. von Krafft-Ebing.

3. 1836 Eröffnung der Provinzial-Heilanstalt **Thonberg** bei Leipzig, durch Director Dr. Ed. Güntz.

1882 Eröffnung der **Irrenklinik** der Universität **Leipzig**, durch Prof. Dr. P. Flechsig.

4. 1776 Geb. **F. S. Herbarth,** Philosoph, zu Oldenburg († 14. Aug. 1847).

1868 Eröffnung der Anstalt für schwachsinnige Kinder auf dem Wyler bei **Bern,** Schweiz, unter Pfarrer C. Appenzeller.

5. 1849 † Dr. **J. Macdonald,** fr. Arzt am Bloomingdale Asylum, Amerika, später Director einer Privatirrenanstalt, an doppelseitiger Pneumonie.

1866 Eröffnung der psychiatrischen **Klinik** zu **Göttingen** durch Prof. Dr. L. Meyer.

6. 1847 Eröffnung der Idiotenanstalt **Mariaberg,** Württemberg, unter Dr. Rösch.

1868 Eröffnung der **Irrencolonie Zschadras** an der Irrenpflegeanstalt Colditz, Königreich Sachsen, unter Director Dr. Voppel.

1875 † Medicinal-Rath Dr. **Sondén** zu Stockholm, Schweden.

1883 Gründung der „Stephanie-Stiftung“ f. Idioten in **Wien,** Oester.

7. 1845 Eröffnung der Landesanstalten zu **Hubertusburg,** Königreich Sachsen, für weibliche Irre, unter Director Dr. Weigel.

1859 Die Regierung in **Spanien** genehmigt die Errichtung der Anstalt des Dr. José Joaquin de Mas et Comp., genannt

Mani comio de Nueva-Bethlen in San Gervasio de Cassolas, der Vorstadt von Barcelona, mit 102 Kranken unter den Schwestern des Ordens vom heil. Vincenz.

1861 Eröffnung der psychiatrischen **Klinik** in **München,** Bayern, durch Prof. Dr. Solbrig.

1877 Eröffnung der Irrenanstalt zu **Viborg,** Dänemark, unter Director Dr. Gad.

1879 Eröffnung der psychiatrischen **Klinik** an der Irrenanstalt zu **Halle,** Provinz Sachsen, durch Prof. Dr. Hitzig.

8. 1849 stiftete Königin Victoria in **England** bei Grundsteinlegung der Irrenanstalt Colney Hatch einen Fonds zur **Unterstützung** geheilt entlassener Irren.

1883 **Irrengesetz** in Pennsylvania, Amerika.

9. 1728 Eröffnung der Irrenanstalt für Männer in **Warschau,** Polen, von Mönchen des Ordens der Bonifratri.

1874 Gründung der beiden **Unterstützungskassen** für bedürftige Pfleglinge des Grossh. hessischen Landeshospitales zu **Hofheim** und der Grossh. hessischen Landes-Irrenanstalt zu **Heppenheim.**

1884 † Dr. **E. Meyer,** Medicinal-Rath und Director der Irrenanstalt Brake, Lemgo, Lippe-Detmold, Deutschland (geb. 20. Januar 1818).

10. 1645 **Charenton** bei Paris gegründet durch den Orden der Brüder de la Charité.

1800 Geb. Minister **C. v. Bodelschwingh,** hoch verdient um die Reorganisation der Irrenanstalten in der Provinz Westphalen († 10. Mai 1873).

1815 Eröffnung der alten Irrenanstalt in **Bernburg,** Dessau. Schluss 1875 nach 60jähriger Wirksamkeit. Früher „Thurm" genannt und den „Miseris et malis" gewidmet, später Armenhaus.

1837 Eröffnung von Asylum **Leicester,** County Leicester und Rutland, unter Mr. H. J. Prosser.

1872 Eröffnung der „McFarland Retreat for the Insane" zu **Jacksonville,** Illinois, Amerika, unter Director und Besitzer Dr. And. McFarland, für 50 Kranke.

1882 Eröffnung der psychiatrischen **Klinik** an der Provinzial-

Irrenanstalt in **Bonn**, Rheinprovinz, durch Prof. Dr. W. Nasse.

11. 1722 Geb. Dr. **Peter Camper**, Prof. der Chirurgie, Anatomie und Botanik, zu Gröningen, Holland, zu Leyden († 7. April 1789) „Gesichtslinie“.

1796 Eröffnung der Irrenanstalt zu **York**, England, für die Quäker (Samuel Tuke).

12. 1852 40jähriges Amtsjubiläum von Dr. **Müller**, Director der Irrenanstalt in Pforzheim, Baden.

1855 † Dr. **J. H. Seidelin**, Director des St. Hans-Hospitals bei Kopenhagen, an Emollities cerebri (geb. 8. Februar 1786).

1867 † Prof. **Albers** in Bonn, Rheinprovinz, psychiatrischer Schriftsteller und Director einer Privat-Irrenanstalt (geb. 14. November 1805).

13. 1872 Eröffnung der psychiatrischen **Klinik** zu **Strassburg**, Elsass, durch Prof. Dr. von Krafft-Ebing.

1873 Ernennung einer Commission zur Reorganisation des Irrenwesens in **Finnland**, Russland.

1878 Eröffnung des „Danvers Lunatic Hospital“ zu **Danvers** Massachusetts, Amerika, unter Director Dr. H. R. Steadman, für 625 Kranke.

14. 1734 † Prof. **Georg Ernst Stahl** in Berlin (geb. 21. October 1660).

1797 Geb. Prof. **J. van der Kolk**, in Utrecht, zu Leuwarden († 1. Mai 1862).

1828 † Dr. **J. E. Georget** in Frankreich (geb. 9. April 1795).

1848 Eröffnung des „New Jersey State Lunatic Asylum“ zu **Trenton**, New Jersey, Amerika, unter Director Dr. . . . . ., für 500 Kranke.

1849 Reglement in **Spanien** für die Reorganisation des Irrenwesens. Es kam erst 1860 zur Ausführung.

1855 Eröffnung der Idiotenschule in **Haag**, Holland, durch Körnfeld.

1858 † Dr. **F. Engelken**, Director der Privat-Irrenanstalt Hodenberg bei Bremen.

1867 Eröffnung der Provinzial-Irrenanstalt zu **Lengerich**, Westphalen, unter Director Dr. Vorster.

1880 Eröffnung der Baracken beim Wenzel-Hanke'schen Krankenhause in **Breslau**, für 100 Kranke.

15. 1800 Geb. Dr. J. **Knappe,** Director der Provinzial-Irrenanstalt Marsberg, Westphalen († 22. Juli 1859).

1865 Eröffnung der Idiotenanstalt zu **Rastenburg**, Provinz Ostpreussen.

1871 Eröffnung der Alexianeranstalt zu **Crefeld,** Rheinprovinz.

16. 1831 Eröffnung der Irrenanstalt zu **Hanwell,** Middlesex, England, unter Dr. . . . . .

1870 Eröffnung der neuerbauten Kreis-Irrenanstalt zu **Bayreuth,** Bayern, unter Director Dr. Engelmann.

18. 1858 † Dr. **Max Jacobi,** Director der Irrenheilanstalt **Siegburg,** Rheinprovinz (geb. 10. April 1775).

19. 1763 Geb. Prof. J. G. **Fichte,** Philosoph, zu Rammenau in Oberlausitz († 29. Februar 1814).

1766 Geb. Prof. J. Ch. **Hoffbauer** in Halle, Provinz Sachsen († 4. August 1827).

1873 † Dr. C. **Stahl,** Director der Irrenanstalt Karthaus Prüll, Königreich Bayern (geb. 23. März 1811).

1880 Eröffnung der Irrenanstalt **Saargemünd,** Lothringen, unter Director Dr. Freusberg.

20. 1838 Eröffnung der Irrenanstalt bei **Genf,** Schweiz, unter Director Nourrisson und Oberarzt Dr. Coindet. cf. 1. Juli.

1877 Eröffnung der Privat-Irrenanstalt des Prof. Dr. Esquerdo bei **Madrid,** Spanien, im Dorfe Carabanchel Alto.

1878 † **P. Prosdocimo Salerio,** Venedig, Italien, Director der Irrenanstalt S. Servolo in Venedig (geb. . . . . .).

21. 1849 Eröffnung der Idiotenanstalt zu **Rieth,** Württemberg, unter Dr. Müller.

1873 wird Dr. **Lutwidge,** Commiss. of lunacy in England, in **Fisherton** House Asylum durch einen Kranken getödtet.

23. 1733 Geb. Dr. **Fr. Mesmer** zu Itzwang am Bodensee († 5. März 1815). Erfinder des Mesmerismus.

1807 Geb. Dr. **Samuel Warren,** Irrenarzt und Novellist in England, in Gresford bei North-Wales.

1854 50jähriges Doctorjubiläum von Dr. **G. H. Bergmann,** Director der Irrenanstalt Hildesheim, Hannover.

1864 Eröffnung der Irrenanstalt in **Frankfurt** a. M. unter Director

Dr. H. Hoffmann. Neubau. Schluss der alten Anstalt nach 89jähriger Wirksamkeit.

25. 1746 Rescript der Regierung des Königreichs Württemberg, welches die Errichtung des mit dem Zuchthause zu **Ludwigsburg** combinirten „Tollhauses“ verordnet. 1812 Schluss desselben nach 66jähriger Benutzung.

1829 beginnt die Verwaltungs-Commission der Stände in **Schlesien** über die Irrenanstalten.

1880 Eröffnung der „National-Irrenanstalt“ von Uruguay zu **Montevideo,** unter Director Dr. Canaveris.

26. 1832 Geb. Dr. **J. Max Koeppe,** Director der Irrenanstalt zu Nietleben und Rittergut Altscherbitz († 30. Januar 1879).

1882 † Prof. Dr. **Siebert,** Director der Irrenanstalt zu Jena (geb. . . . . .).

27. 1798 Geb. Dr. **Amelung,** Director der Irrenanstalt in **Hofheim,** Grossh. Hessen, in Bickenbach (ermordet durch einen Irren 19. April 1849).

1842 † Dr. **Ch. Bell,** Neuropatholog, in Worcestershire, England, cf. 28. April.

1863 Eröffnung von **Broadmoor** Criminal Lunatic Asylum, Berksh., England, unter Dr. John Meyer. Seit 1870 Dr. W. Orange.

1872 Bildung eines **Schutzvereines** für Irre in der Provinz **Westphalen.**

29. 1841 **Irrengesetz** in **Holland.**

30. 1827 Eröffnung der Irrenanstalt in **Hildesheim,** Hannover, unter Director Dr. Bergmann.

1853 † Dr. **E. G. Pienitz,** Director der Irrenheilanstalt Sonnenstein, Königreich Sachsen (geb. 20. August 1777).

1877 50jähriges Jubiläum der Irrenanstalt in **Hildesheim,** Hannover, unter Director Dr. Snell.

31. 1786 Geb. Dr. **Ruër,** fr. Director der Provinzial-Irrenanstalt zu Marsberg, Westphalen († 17. December 1864).

1865 † Architekt **O. Pichler,** Erbauer der Irrenanstalten zu Frankfurt a. M. und Hildburghausen, am Typhus.

1872 † Prof. Dr. **A. v. Solbrig,** Director der Kreis-Irrenanstalt zu München, am Typhus (geb. 17. September 1809).

Juni.

1\. 1821 Eröffnung des „Bloomingdale Asylum for Insane (Dep. of N. Y. Hos.)“ zu **New-York,** Amerika, unter Director Dr. Nielson, für 240 Kranke.

1862 Eröffnung des „Asyles **Carlsfeld**“, Privatheilanstalt der Provinz Sachsen, durch Director Dr. Niemeyer.

1876 Eröffnung der landwirthschaftlichen **Colonie** der Provinzial-Irrenanstalt zu Lengerich, Westphalen, Deutschland, unter Director Dr. Vorster.

1881 Eröffnung der Aufnahmestation für Irre in **Abo,** Finnland, Russland.

† Dr. **Fr. Fischer,** Director der Heil- und Pflegeanstalt zu Pforzheim, Baden (geb. 26. August 1815).

1882 Eröffnung des „Private house“ zu **Wawa,** Pennsylvania, durch Besitzer Dr. A. T. Livingston, für 8 Männer.

Eröffnung von „Sheboygan County Chronic Insane Asylum“ zu **Sheboygan,** Wisconsin, Amerika, unter Director Dr. A. J. Wiffin, für 51 Kranke.

2\. 1827 Geb. Dr. **Loewenhardt,** Director der Irrenheilanstalt Sachsenberg, Meklenburg, in Prenzlau († 21. April 1869).

Durch Landtagsabschied werden die Irrenanstalten **Schlesiens** der ständischen Verwaltung übergeben.

1843 † Dr. **S. Hahnemann,** Homöopath und früher Director einer Privat-Irrenanstalt bei Gotha (geb. 10. April 1755).

1848 Eröffnung der **Sommercolonie** St. Margarethenberg bei der Cantonal-Irrenanstalt **St. Pirminsberg,** Schweiz.

1876 Eröffnung der landwirthschaftlichen **Colonie** bei Bethesda, der Provinzial-Irrenanstalt zu **Lengerich,** Westphalen, unter Director Dr. Vorster.

1879 Eröffnung des „Kansas State Insane Asylum“ zu **Topeka,** Kansas, Amerika, unter Director Dr. A. G. Tennery, für 250 Kranke.

3\. 1850 Eröffnung von **Birmingham** Boro Asylum Winson Keen, unter Director Thomas Green Esq.

4\. 1878 † Prof. **Carlo Livi,** Director der Irrenanstalt zu Reggio, Italien, an Apopl. cer. (geb. 8. September 1823 zu Prato).

5. 1882 † Dr. **Lagardelle,** Director der Irrenanstalt zu Bordeaux und Prof. der Psychiatrie, 44 Jahre alt.

6. 1804 Geb. Dr. **Ed. Ducpétiaux** zu Brüssel, Generalinspector der Irrenanstalten in Belgien († 26. Juli 1868).

7. 1814 Geb. Dr. **C. F. Kern,** Director und Gründer der Idiotenanstalt zu Möckern bei Leipzig, Königreich Sachsen, zu Eisenach († 10. December 1868).

1815 Emanation des Act. „regulating mad-houses in **Scotland**" (55 Ge. III c. 69).

8. 1870 Beschluss des Grossen Rathes in **Luzern,** Schweiz, zur Errichtung einer kantonalen Irrenanstalt (St. Urban).

1876 Eröffnung der Provinzial-Irrenanstalt zu **Marburg,** Hessen, Deutschland, unter Director Dr. Cramer. Neubau in Pavillonform für 1,616985 M.

1878 Gründung des **Hilfsvereines** für arme Irre im Canton **Baselstadt** durch die Gemeinnützige Gesellschaft auf Antrag des Prof. Wille.

9. 1839 Grundsteinlegung der Heil- und Pflegeanstalt **Illenau,** Baden.

1861 Eröffnung der Idiotenanstalt zu **Hasserode** im Harz.

1872 † Dr. **Fr. v. Dreer,** Director der Irrenanstalt zu Trient, Oesterreich, 60 Jahre alt.

10. 1305 Gründung des „Maison de St. Esprit" zu **Upsala,** Schweden, für erkrankte und sieche Wanderer, auch für Irre, durch die „Fraternitates".

1882 Einweihung des Denkmals **Flemming's** auf der Heilanstalt Sachsenberg, Meklenburg.

11. 1744 Geb. Prof. **E. Platner** in Leipzig († 27. December 1818 in Geistesstörung).

12. 1776 Geb. Dr. **K. F. Burdach,** Prof. in Königsberg, zu Leipzig († 16. Juni 1847).

Geb. Dr. **H. Bergmann,** Director der Irrenanstalt zu Hildesheim, Provinz Hannover († 29. October 1861).

1845 Antrag in der Hessischen Kammer, eine Staatsanstalt für heilbare Irre an der Landesuniversität **Giessen** zu errichten, durch Dr. Amelung, Director der Irrenanstalt zu Hofheim, veranlasst.

13. 1665 Geb. **Ant. Pacchioni** zu Reggio, Italien. „Anatomie und Physiologie des Gehirns“ († 5. November 1726).

1726 Gründung der Irrenanstalt für Männer zu **Warschau,** Polen.

1877 Beginn des Baues der Irrenpflegeanstalt zu **Dalldorf** bei Berlin.

1881 **Feuer** in der Provinzial-Irrenanstalt zu **Nietleben** bei Halle, Provinz Sachsen.

15. 1852 † Dr. **F. Groos,** Director der Irrenanstalt zu Heidelberg, Baden, zu Eberbach am Neckar (geb. 23. April 1768).

1868 Eröffnung der neuerbauten Irrenanstalt zu **St. Luc,** Departement Pyrênées, Frankreich, unter Dr. Anzouy.

1880 Eröffnung der **Irrencolonie** bei der Provinzial-Irrenanstalt **Allenberg,** Ostpreussen, unter Director Dr. Jensen.

16. 1873 † Prof. **M. H. Romberg** in Berlin (geb. 11. November 1795).

17. 1859 Eröffnung des „Eastern Counties Asylum for Idiots and Imbeciles“ zu **Essen Hall,** Colchester, England, unter Sup. W. Millard, mit 99 Kranken, jetzt 200.

1867 Eröffnung des Surrey County Asylum zu **Brookwood,** bei Woking, England, unter Dr. Th. N. Bruchfield; jetzt Director Dr. J. E. Barton.

18. 1850 Veröffentlichung des **Belgischen Irrengesetzes.**

1881 wird Dr. **Marchant,** ärztlicher Director der Irrenanstalt Braqueville, Frankreich, von einem Kranken erschossen, der einen Revolver seit seinem Eintritt in die Anstalt bei sich versteckt hatte. Tod am 21. Juni (geb. 11. März 1813).

19. 1884 † Prof. Dr. **Huschke** in Jena, Deutschland, an Gehirnentzündung („Anatomie des Gehirnes“).

20. 1787 Geb. Dr. **Cl. v. Köstlin,** verdient um das Irrenwesen Württemberg's, zu Nürtingen († 18. August 1859).

1849 Gesetzliche Bestimmungen für die Geisteskranken in **Spanien.**

1859 Gründung der Privat-Irrenanstalt „Torre lunatica“ bei **Lloret** de Mar, Provinz Gerona, Spanien, durch D. Franz. Campdera y Paris.

21. 1866 Eröffnung der Irrenanstalt zu **Hildburghausen,** Hildburghausen, unter Director Dr. Liebmann.

1869 Emanation der neuen Gewerbeordnung für den **norddeutschen**

Bund, welche die Bedingungen feststellt, unter denen Privat-Irrenanstalten errichtet werden dürfen.

23. 1819 wird die Irrenanstalt **St. Venant,** Departement Pas-de-Calais, Frankreich, zur Departemental-Irrenanstalt bestimmt.

1851 Grundsteinlegung des neuen St. Joris-Hospitales (Irrenanstalt) zu **Delfft,** Holland, unter Director Dr. . . . . .

24. 1797 Dr. **Langermann** in Leipzig vertheidigt seine Diss. de methodo cognoscendi curandique animi morbos stabilienda.

1862 Eröffnung der Privatanstalt zu **Ilten** bei Hannover, unter Director Dr. Wahrendorff.

1882 Eröffnung der Anstalt für idiotische Taubstumme in **Wilhelmsdorf,** Württemberg, unter Director J. Ziegler.

25. 1812 Eröffnung der Irrenheil- und Pflegeanstalt zu **Zwiefalten,** Württemberg, unter Dr. Schreiber.

26. 1884 † Dr. **Moreau de Tours,** Arzt an der Salpêtrière zu Paris, Verfasser der „Psychol. pathologique“, 81 Jahre alt.

27. 1882 Eröffnung von „Boreatton Park Asylum“, **Shrapshire,** England, für 28 Kranke, unter O. Sankey; fr. „Sandywell Park Asylum“.

28. 1792 Beschluss der Quäker, England, bei **York** eine Irrenanstalt zu bauen.

1876 Eröffnung der Provinzial-Irrenheil- und Pflegeanstalt „Rittergut **Altscherbitz**“, Provinz Sachsen, unter Director Dr. Koeppe.

30. 1838 Veröffentlichung des **Französischen Irrengesetzes.**

1852 Eröffnung von „Warwick County Lunatic Asylum“ zu **Halton** bei Warwick, England, unter Director Dr. Parsey, für 200 Kranke. Jetzt 670 Kranke mit separatem Gebäude für Idioten unter Dr. Sankey.

1870 Eröffnung der St. Josephs-Anstalt für Cretinen zu **Harthen,** Amt Lörrach, Württemberg, unter . . . . .

1876 Eröffnung von County Asylum **Berry Wood** bei Northampton, North., England, unter Director Dr. George Millson.

1882 **brannte** der Dachstuhl der Irrenanstalt zu **Ueckermünde,** Provinz Pommern, ab.

Juli.

1\. 1811 Eröffnung der Pflege- und Siechenanstalt zu **Frankenthal,** Bayern, unter Dr. . . . . .

1823 Eröffnung von County Asylum zu **Gloucester,** England, unter Dr. Poynder, für 120 Betten mit 42,856 Pfd. Sterl.

1827 Eröffnung des Asyles **Limoust,** Departement Aude, Frankreich, durch die Schwestern St. Joseph de Cluny, für 450 Kranke.

1828 Eröffnung von „Western Lunatic Asylum" zu **Staunton,** Virginia, Amerika, unter Director Dr. . . . . ., für 580 Kranke.

1835 Eröffnung der neuerbauten Irrenanstalt zu **Marsberg,** Westphalen, unter Director Dr. Ruër.

1838 Eröffnung der Irrenanstalt **les Vernets** bei Genf, Schweiz, unter Director Nourrisson und Oberarzt Dr. Coindet. cf. 20. Mai.

1840 Eröffnung der Departement-Irrenanstalt zu **Limoges,** Departement Marne, Frankreich.

1841 Eröffnung der öffentlichen Irrenheil- und Pflegeanstalt **Lappvichs** bei Helsingfors in Finnland, unter Director Dr. Fahlander.

Eröffnung der Prillwitz'schen Privat-Heilanstalt zu **Charlottenburg** bei Berlin.

1842 Eröffnung der Irrenanstalt zu **Zütphen,** Holland, unter Director Dr. . . . . .

1853 Eröffnung des „Insane Asylum of the State of California" zu **Stockton,** Amerika, unter Director Dr. . . . . ., für 1075 Kranke.

1856 Eröffnung der Irrenanstalt in **St. Lizier,** Departement Ariége, Frankreich, in einem erzbischöflichen Palaste, unter Director Dr. . . . . .

1857 Eröffnung der Privatheilanstalt zu **Bendorf,** durch Director Dr. Brosius.

1858 Eröffnung der neuen Irrenanstalt **Braqueville,** Departement Haut-Geronne, Frankreich, 2 Kilometer von Toulouse, unter Dr. . . . . .

1858 Eröffnung der reorganisirten Irrenanstalt zu **Lübeck,** unter Dr. Eschenburg.

1861 Eröffnung des „Alabama Insane Hospital“ zu **Tuskuloosa,** Amerika, unter Director Dr. Bryce, für 700 Kranke.

1865 Eröffnung der Hilfsstrafanstalt zu **Bruchsal,** Baden, zur Aufnahme von Sträflingen mit körperlichen und geistigen Gebrechen.

1870 Eröffnung von „Central Lunatic Asylum“ zu **Richmond,** Virginia, Amerika, unter Director Dr. Dav. F. May, für 415 Kranke.

1873 Eröffnung der Irrenanstalt zu **Olbersdorf,** Oesterreichisch-Schlesien, unter Dr. Friedreich.

Gründung des **Hilfsvereines** für arme Irre im Canton **Luzern,** Schweiz.

1874 Wiedereröffnung der Privat-Irrenanstalt **Lindenhof** bei Dresden durch Director Dr. Wolff.

1876 Eröffnung der Prov.-Irrenanstalt zu **Grafenberg,** Rheinprovinz, unter Director Dr. Pelman.

1877 Eröffnung des „Columbus Asylum for Insane“ zu **Columbus,** Ohio, Amerika, unter Director Dr. H. C. Rutter, für 900 Kranke.

1879 Eröffnung der Irrenanstalt bei **Lund,** Schweden, unter Director Dr. Oedmann. Neubau für 350 Kranke mit 57 Tonnen Land.

1882 Eröffnung des „Nevada State Insane Asylum“ zu **Reno,** Nevada, Amerika, unter Director Dr. Simeon Bishop, für 200 Kranke.

Eröffnung der Irrenaufnahmeanstalten in **Wasa, Wiborg, Uleaborg** und **St. Michel,** Finnland, Russland, mit je 20 Plätzen.

Eröffnung der **Anstalts-Meierei** der Irrenanstalt zu **Bernburg,** Dessau, unter Director Dr. Fraenkel, für 40 Kranke.

2. 1834 Eröffnung der Irrenheilanstalt zu **Greifswald,** Pommern, durch Director Dr. Berndt.

Eröffnung der psychiatrischen **Klinik** zu **Greifswald,** Pommern, durch Prof. Dr. Berndt.

1880 † Dr. **P. H. Belloc,** Director der Irrenanstalt zu **Alencon,** Frankreich, seit 1849, zurückgetreten 1871, 77 Jahre alt.

1883 † Dr. **B. H. Everts,** ehemaliger Director der Irrenanstalt zu **Meerenberg,** Holland, zu Arnheim (geb. 1810).

brannte die mit Irren und Siechen überfüllte Irrenanstalt zu **Haaresburg,** Pensylvanien, vollständig nieder. Nur 2 Pfleglinge wurden beschädigt.

3. 1855 Eröffnung des neugebauten „Earlswood Asylum for Idiots" zu **Earlswood,** Surrey, England, durch Prinz Albert, für 300 Patienten. Jetzt 582 unter Director Dr. Ch. W. Cobbold.

4. 1768 Geb. Dr. **A. v. Eschenmayer** zu Neuenburg, Deutschland († 17. November 1852).

6. 1646 Geb. **G. W. von Leibnitz,** Philosoph, zu Leipzig, nach Haeser am 5., nach Anderen am 3. Juli († 14. November oder 14. December 1706 zu Hannover).

1867 Constituirende Versammlung des psychiatrischen **Vereines** der **Rheinprovinz,** unter Director Dr. Nasse.

8. 1811 Eröffnung der Irrenheilanstalt **Sonnenstein,** Königreich Sachsen, unter Director Dr. Pienitz. Von 1856 an Umbau unter Director Dr. Lessing.

9. 1807 Geb. Dr. **Leonh. Fahlander,** Director der Irrenanstalt Lappvichs, Finnland († 24. October 1870).

1878 Eröffnung von „**West End Hospital** for Diseases of the Nervous System, Paralysis and Epilepsy", 78, Welbeck Street, London, W., England, unter dem Patronat des Prinzen von Wales und der Präsidentschaft des Herzogs von Buccleuch.

1880 † Dr. **Paul Broca,** Prof., Senator, 56 Jahre alt, zu Paris, bekannt durch seine Forschungen in der Anatomie und Physiologie des Gehirns.

Eröffnung der Idiotenanstalt für bildungsfähige Kinder zu **Mosbach,** Baden, Deutschland (60 Kinder), unter Decan Nüssle.

10. 1826 Eröffnung des „Warneford Lunatic Asylum" zu **Headington Hill,** Headington, Oxon., England, unter Director Dr. J. A. Ogle. Jetzt 84 Kranke (32 Männer, 52 Frauen)

unter Director Dr. J. B. Ward. Bestimmt vorzugsweise für die heilbaren armen Kranken von Oxfordshire.

1840 Anstellung des Dr. **Richard** als 1. Director der Irrenanstalt zu **Stephansfeld,** Elsass.

1875 † Dr. **M. Martini,** emeritirter Director der Irrenheilanstalt zu Leubus, Schlesien (geb. 17. December 1794) an Apoplexie.

11. 1814 passirte die „Private Mad-House-Bill", die von Mr. Rose am 5. April eingereicht war, das Haus der Gemeinen in **England.** Sie bestimmt die periodische Visitation der Privat-Irrenanstalten durch Magistrate.

1815 Geb. Dr. **Ehrt,** Geheimer Medicinal-Rath und Director der vereinigten Anstalten zu Hubertusburg, Königreich Sachsen († 25. Juli 1884).

1825 Eröffnung des Departements-Asyls **St. Yon,** Departement Seine-inferieure, Frankreich, nach Plänen von Dr. Deportes und Esquirol, unter Dr. . . . . .

1859 † Dr. **Richard,** 1. Director der Irrenanstalt zu **Stephansfeld,** Elsass.

1862 Eröffnung der Idiotenanstalt zu **Kiel** unter Joh. Meyer.

12. 1813 Geb. Dr. **Claude Bernard** zu St. Julien, Frankreich, Entdecker des Einflusses des Gehirnes auf Diabetes († . . . . .).

13. 1867 Eröffnung der Idiotenanstalt zu **Schwerin,** Meklenburg, unter Inspector J. Basedow.

14. 1736 wurde in **Norwegen** befohlen, in allen Hospitälern 1—2 Zimmer zur Aufnahme armer Irren einzurichten.

1801 Geb. Prof. **Joh. Müller** in Berlin, Physiolog, zu Coblenz († 28. April 1859).

1825 Eröffnung des „**Armagh** District Asylum", Irland, unter Dr. . . . . ., für 160 Kranke.

1860 Eröffnung von „Wisconsin State Hospital for the Insane" zu **Madison,** Wisconsin, Amerika, unter Director Dr. . . . . ., für 500 Kranke.

15. 1849 † Dr. **Th. Hémey,** Director der Salpétrière, Paris, an der Cholera.

1857 **Feuer** in „New-York State Asylum" zu **Utika,** Amerika; 4 Tage später auch in Scheunen und Ställen.

1870 Eröffnung der neuen österreichischen Landesirrenanstalt zu **Klosterneuburg** bei Wien, unter Dr. Langwieser, für 250 Kranke.

16\. 1819 In **Frankreich** schreibt ein Cirkular des Ministeriums vor, dass Zellen im Souterain von Irrenanstalten verboten seien, wodurch auch andere Verbesserungen veranlasst wurden.

1847 † Prof. Dr. **F. Burdach** in Königsberg, Preussen (geb. 12. Juni 1776).

17\. 1829 Eröffnung des **Gloucester** Asylum, England, unter Director Dr. . . . . .

1851 Eröffnung der Irrenanstalt zu **Colney Hatch,** England, unter Dr. Hood und Dr. Davey, für 2000 Kranke.

1863 Eröffnung der Provinzial-Irrenanstalt zu **Bunzlau,** Schlesien, unter Director Dr. Keller.

1874 Erster Entwurf zur Ausführung umfassender Verbesserungs- und Erweiterungsbauten zu **Zwiefalten,** Württemberg, unter Director Dr. Koch.

18\. 1841 verordnet in **Brasilien** ein kaiserliches Decret die Gründung des Hospizes Don Pedro II. zur Behandlung und Heilung der Geisteskranken beiderlei Geschlechtes im ganzen Reiche, ohne Unterschied des Vermögens, der Naturalität und Religion.

1882 † Dr. **Michéa** in Dijon, Frankreich, 68 Jahre alt.

19\. 1849 Eröffnung der Privat-Irrenanstalt zu **Bonn,** Rheinprovinz, unter Director Dr. Hertz.

22\. 1859 † Dr. **J. Knabbe,** Director der Irrenanstalt Marsberg, Westphalen (geb. 15. Mai 1809).

1876 Bildung des **Hilfsvereines** für Irre in **Mailand,** Italien.

1881 Eröffnung des Asyles **Catanzaro** in Girifalco, Italien, unter Director Dr. Dario Maragliano mit 23 Kranken (16 Männer, 7 Frauen).

23\. 1846 Eröffnung von Asylum **Littlemore** bei Oxford, Oxfordshire, England, unter Director Dr. W. Ley. Seit 1868 Director Dr. H. H. Sankey.

24\. 1625 „Hohehausstiftung“ in **Wesel,** Rheinprovinz, für geisteskranke Pfleglinge und Gebrechliche.

25. 1859 Eröffnung von County Asylum **Haywards Heath,** Sussex, England, unter Director Dr. Lockhart Robertson.

26. 1813 Flucht des 1. (provisorischen) Directors der Irrenanstalt zu **Marsberg,** Westphalen, des Guardians Gabriel Kligge.

1821 Eröffnung der neuen Irrenanstalt zu **Bloomingdale,** N. Y., Amerika, unter Dr. Nielson, für 200 Irre.

1868 † Dr. **Ed. Ducpétiaux,** Generalinspector der Irrenanstalten in Belgien (geb. 6. Juni 1804).

1873 Gründung des brandenburgischen **Hilfsvereines** für Geisteskranke der Provinz Brandenburg.

† Dr. **Czermak,** Director der Irrenanstalt zu Brünn (geb. . . . . .).

27. 1813 Dr. **Ruër** zum 1. definitiven Director der Provinzial-Irrenanstalt zu **Marsberg,** Westphalen, ernannt.

28. 1800 Erstes **Gesetz** über die Unterbringung irrer Verbrecher in **England.**

1816 Eröffnung des **Lancaster** Asylum, England, unter Dr. . . . . ., für 160 Kranke.

1859 Erneuerter Königlicher Befehl in **Spanien,** dass der Beschluss vom 13. November 1846 zur Errichtung einer Muster-Irrenanstalt „Manicomio Modelo“ durch eine Anstalt bei Madrid ausgeführt werde.

1880 † Dr. **E. Peters,** Director und Gründer der Privat-Irrenanstalt zu Kessenich bei Bonn, Rheinprovinz.

29. 1817 Geb. Prof. Dr. **Griesinger,** dirigirender Arzt der Irrenabtheilung der Charité in Berlin, zu Stuttgart († 26. October 1868).

1860 † Prof. Dr. **Ideler,** dirigirender Arzt der Irrenabtheilung der Charité zu Berlin (geb. 25. October 1795).

30. 1718 Eröffnung der alten Irrenanstalt **St. Luke** bei London, England, unter Dr. . . . . .

1751 Eröffnung der neuen Irrenanstalt **St. Luke,** England, unter Dr. Battia.

1822 Eröffnung der Privat-Irrenanstalt zu **Vanves** bei Paris durch Dr. Falret, Vater, und Dr. Voisin.

1849 Grundsteinlegung der Grafschafts-Irrenanstalt zu **Wiltshire,** England, eröffnet 1851 unter Dr. J. Thurnam.

1876 Eröffnung der Provinzial-Irrenanstalt zu **Merzig**, Rheinprovinz, unter Director Dr. Nötel.

31. 1881 † Dr. **H. Engelken,** fr. Director der Privatanstalt zu **Rockwinkel** bei Bremen (Opiumbehandlung).

August.

1. 1766 Gründung einer Irrenanstalt in **Kopenhagen**, Dänemark, durch die Stiftung eines französischen Katholiken, Claudi Rosset. Die Anstalt wurde 1807 bei dem Bombardement der Stadt durch die Engländer zerstört.

1846 Eröffnung der Irrenanstalt zu **Erlangen,** Königreich Bayern, unter Director Dr. Solbrig.

1852 Eröffnung der Irrenanstalt zu **Salzburg**, unter Dr. Zillner.

1855 Eröffnung der ungar.-österreich. Irrenanstalt zu **Wien,** unter Director Dr. Riedel.

Eröffnung der neuerbauten Heil- und Pflegeanstalt für Epileptische aus den gebildeten Ständen zu **Görlitz,** Schlesien, durch Director Dr. Reimer. Später für Psychisch-Kranke.

1857 Eröffnung des Asyles **de la Teppe,** Departement Drôme in Frankreich, für Epileptische, durch Graf Larnage.

1858 Eröffnung des „Northampton Lunatic Hospital" zu **Northampton,** Amerika, unter . . . . ., für 400 Kranke.

1859 Eröffnung des Lunatic Hospital, **The Coppice,** County Nottingham, Notts., England, unter Dir. Dr. W. B. Tate, für 110 Patienten.

1876 Eröffnung der neuerbauten Irrenanstalt zu **Kaufbeuren,** unter Director Dr. Kiderle. **Irrsee** wird Pflegeanstalt.

1878 Eröffnung des „Eastern Michigan Asylum" zu **Pontiac,** Michigan, Amerika, unter Director Dr. Henry M. Hurd, für 540 Kranke.

1880 Eröffnung des „Eastern N. C. Insane Asylum" (colored insane) zu **Goldsboro,** North Carolina, Amerika, unter Director Dr. J. D. Roberts, für 156 Kranke.

1881 Eröffnung der Idiotenanstalt **Frida** bei **Orebro**, Schweden, unter . . . . .

2\. 1870 Eröffnung des **Ipswich** Boro Asylum, England, unter Director Dr. Ch. J. Long.

3\. 1846 Provisorische Errichtung der Erziehungsanstalt für blödsinnige Kinder in **Hubertusburg**, Königreich Sachsen, unter Dr. Weigel. Definitive am 14. Januar 1852.

1880 Eröffnung von „Nottingham Borough Asylum“ zu **Mapperley Hill**, England, unter Director Dr. Evan Powell.

1882 50jähriges Doctorjubiläum von Prof. **von Rinecker** in Würzburg.

4\. 1827 † Prof. **J. Ch. Hoffbauer** in Halle (geb. 19. Mai 1766).

4\. u. 8. 1845 An act for the Regulative of the Cure and Treatement of Lunacy in **England**. Lord Ashley's Bill.

1866 50jähriges Jubiläum des **St. Hans-Hospitales** bei Copenhagen.

5\. 1787 Geb. Prof. **J. A. Mittermayer** zu München († 29. August 1867).

1842 Neues **Irrengesetz** in **England** (5. u. 6. Vict. c. 87).

1880 † Dr. **L. Binswanger**, Director des Asyles Bellevue in Kreuzlingen, Schweiz, an Herzleiden (geb. . . . . .).

7\. 1635 † **Friedr. von Spee** in Trier, Deutschland. In seiner „Cautio criminalis s. Liber de processu contra sagas“ bekämpfte er nachdrücklich den Hexenwahn und wies nach, dass man es mit Melancholischen, Wahnsinnigen und Hysterischen zu thun habe (geb. 1591 oder 1595 in Kaiserswerth).

1862 An Act to amend the **Law** relating to Lunatics in **England**.

8\. 1768 Geb. Dr. **Langermann**, Chef des Medicinalwesens und Reorganisator des Irrenwesens in Preussen, zu Maxen bei Dresden († 5. September 1832).

1850 Eröffnung der Irrenpflegeanstalt zu **Dömitz**, Mecklenburg.

1857 † Freiherr **L. F. von Wiesenhütten**, verdient um die Gründung der Irrenanstalt zu Frankfurt a. M. (geb. 8. November 1786).

9\. 1852 Eröffnung der Irrenanstalt zu **Bracebridge** bei Lincoln, unter Dr. E. Palmer, für 250 Kranke.

1859 Eröffnung des „Rensselaer County Lunatic Asylum" zu **Troy**, New-York, Amerika, unter Director Dr. . . . . ., für 130 Kranke.

1878 † Dr. **A. Erlenmeyer**, Gründer der Priv.-Irrenanstalt zu Bendorf, 55 Jahre alt.

10. 1858 Eröffnung der „Vincent Institution (for the Insane)" zu **St. Louis**, Missouri, Amerika, für 200 Kranke. Katholische Institution.

11. 1852 Eröffnung von „Asylum County und City Worcester" zu **Powick** bei Worcester, England, unter Director Dr. R. Grahamsley.

13. 1816 Geb. Dr. **Guggenbühl**, Director der Idiotenanstalt auf dem Abendberge in der Schweiz, zu Meilen bei Zürich († 2. Februar 1863).

1847 Eröffnung der Irrenanstalt **St. Pirminsberg**, Schweiz, unter Director Dr. Ellinger, für 250 Kranke.

1855 In **Blois**, Frankreich, brennt ein Theil der Irrenanstalt ab, muthmasslich durch einen Pensionär mit moral. ins. veranlasst. Niemand verunglückt.

14. 1841 † Philosoph Prof. Dr. **Herbarth** zu Göttingen (geb. 4. Mai 1776).

1876 Grundsteinlegung der Provinzial-Irrenheil- und Pflegeanstalt Rittergut **Alt-Scherbitz** (Provinz Sachsen).

1883 **verbrannte** die Privatanstalt **Southhall-Park**, Middlesex bei London, wobei Director Dr. Boyd, dessen Sohn und mehrere Kranken starben.

15. 1847 Eröffnung der neuerbauten und reorganisirten Lippe'schen Irrenanstalt zu **Brake** bei Lemgo, unter Director Dr. E. Meyer.

1861 Eröffnung des „Providence Lunatic Asylum" zu **Buffalo**, N.-Y., Amerika, unter Director Dr. . . . . ., für 150 Kr.

1871 Eröffnung von „Hospital for the Insane" zu **Fort Stellacoom**, Washington Territory, Amerika, unter Director Dr. W. Waughop, für 145 Kranke.

1875 Eröffnung des **psychiatrischen Kurses** für Studierende in der Anstalt zu **Leubus**, Schlesien, durch Dir. Dr. Jung.

1883 Eröffnung der Idiotenanstalt „Stefanie-Stiftung" in **Bieder-**

mannsdorf bei Wien für 50 Kranke. Geschenk von Dr. von Drasche.

16. 1790 In **Frankreich** empfiehlt Art. 3 des Gesetzes vom 16. bis 24. August der Verwaltung „le soin d'obvier ou de remédier aux évenements fâcheux qui pourraient être occasionés par les insensés laissés en liberté". Mittel zur Abhilfe werden nicht angegeben.

1826 Geh. Dr. **C. W. Gehewe** in Livland, Director der Irrenanstalt zu Alexandershöhe († 26. November 1879).

1848 Eröffnung des „Genesungshauses" zu **Roda**, Sachsen-Altenburg, unter Dr. Richter und Maeder. In Verbindung damit, aber isolirt, ein Kreiskrankenhaus. 1855 erhielt Dr. Maeder das Directorium.

1871 legt **Théophile Roussel** der Französischen Nationalversammlung einen **Gesetzentwurf** zur Unterdrückung der öffentlichen Trunkenheit und der Fortschritte des Alcoholismus vor. Angenommen 1873.

1874 Eröffnung des „City Poor-House-Insane Departement" zu **St. Louis**, Missouri, Amerika, unter Director William J. Beck, für 420 Kranke.

17. 1846 Emanation des **Irrengesetzes** in **Norwegen.**

1848 **Gesetz** in **Norwegen,** wonach die kleinen Irrenanstalten reorganisirt werden. Aehnlich die Aufsicht wie in Schweden.

1876 Eröffnung des „State Asylum for the Insane at Morristown" zu **Morris Plains,** New-Jersey, Amerika, unter Director Dr. H. A. Buttolph, für 800 Kranke.

1880 † Dr. **Boettger,** Director des Privat-Asyls zu Carlsfeld, Provinz Sachsen.

18. 1815 Eröffnung der Irrenanstalt zu **Eberbach,** Nassau, unter Dr. Windt (nach Anderen am 16. August).

1848 Gründungsacte der Irrenanstalt zu **Préfargier,** Schweiz, durch Schenkung des Dr. de Meuron. Eröffnet Ende December unter Director Dr. Bovet-Wolff.

1859 † Obermedicinalrath Dr. **G. v. Köstlin** in Stuttgart (geb. 20. Juni 1787).

19. 1878 Eröffnung der Provinzial-Irrenanstalt zu **Marienthal,** Provinz Westphalen, unter Director Dr. Gerlach.

20\. 1777 Geb. Dr. **E. G. Pienitz,** Director der Irrenanstalt Sonnenstein, Königreich Sachsen, vor 1811 an der Armen- und Strafanstalt zu Torgau, zu Radeberg († 30. Mai 1853).

1853 An Act to amend an Act for the Regulation of the Cure and Treatment of Lunatics in **England.**

1854 † **J. v. Schelling,** Philosoph, im Bade Ragacz (geb. 27. Januar 1775).

1862 † Dr. **H. Julius,** psychiatrischer Schriftsteller, in Hamburg, 79 Jahre alt.

21\. 1798 Erste Anregung einer Anstalt für Irrsinnige der Provinz Westphalen durch den Criminalrichter **Castringius** in Altona bei König Friedrich Wilhelm III.

1851 Eröffnung des „Derbyshire County Lunatic Asylum“ zu **Mickleover,** unter Dr. Hitchmann, für 280 Kranke. Neubau für 95,000 Pfd. Sterl.

1875 † Dr. **M. Leupoldt,** ordentlicher Prof. der Psychiatrie in Erlangen, 80 Jahre alt.

22\. 1828 † Dr. **Joh. Jos. Gall,** Verfasser der Schädellehre, auf seinem Landsitze Montrouge bei Paris (geb. 9. März 1758).

1864 Gründung des Vereines der Irrenärzte der **Schweiz** in der Waldau bei Bern (cf. 25. Aug.).

23\. 1836 Einrichtung von kleinen Irrenabtheilungen bei den Provinziallazarethen **Finnlands,** Russland.

1862 † Prof. Dr. **von Marcus,** Director der Irrenabtheilung des Juliusspitales in Würzburg, Königr. Bayern, 60 Jahre alt.

1882 Eröffnung des Asyles Waldheim der städtischen Irrenanstalt **Rothenberg** bei Riga, für 40 unheilbare Irre, unter Director Dr. Brutzer.

24\. 1774 Geb. Prof. **Ernst Horn,** dirigirender Arzt der Irrenabtheilung der Charité in Berlin, in Braunschweig († 27. September 1848).

1779 Geb. Prof. Dr. **Kieser,** Director der Irrenanstalt zu Jena, zu Harburg († . . . . .).

25\. 1829 Eröffnung von „County Asylum Chester“, zu **Chester,** England, unter Director Dr. Hevelyn Jones.

1866 1. Versammlung des **Vereines** für Schweizerische Irrenärzte zu **Waldau** (cf. 22. Aug.).

1870 Eröffnung des „Royal India Asylum" zu **Ealing**, W., London, England, unter Director Dr. Thomas Beach Christie.

26. 1789 Geb. **Aug. de Meuron**, Gründer der neugebauten Canton-Irrenanstalt Préfargier, Schweiz, die er dem Canton schenkte († 1. April 1852).

1815 Geb. Dr. **F. Fischer**, Director der Irrenanstalt in Pforzheim, in Singen, Baden, († 1. Juni 1881).

1879 † Dr. **M. Schasching**, dirigirender Arzt der oberösterreich. Landesirrenanstalt Niedernhart bei Linz, 69 Jahre alt.

27. 1770 Geb. Philosoph **G. W. Fr. Hegel** in Berlin († 14. November 1831).

1872 Eröffnung des „Essex County Asylum for Insane" zu **Newark**, New-Jersey, Amerika, unter Warden John Leonard, für 350 Kranke.

1877 Eröffnung von „South Yorkshire Asylum" zu **Wadsley** bei Sheffield unter Director Dr. Samuel Mitchell.

29. 1867 † Prof. Dr. **Mittermayer** in Heidelberg (geb. 5. August 1787).

31. 1812 Durch Ministerial-Erlass wird der Theil der Abtei **Eberbach** im Rheingau, Nassau, der vom Correctionshause frei war, zur Landesirrenanstalt bestimmt für 50—60 Plätze und 7 Autenriethsche Pallisadenzimmer. Die erste Idee zur Gründung einer eigenen Irrenanstalt war schon 1803 hervorgetreten.

September.

1. 1798 Zerstörung der Irrenanstalt in **Berlin** durch **Feuer**, nachdem sie 70 Jahre bestanden hatte.

1830 Eröffnung der Landirrenanstalt zu **Hall**, Tyrol, unter Director Dr. Tschallener.

1849 Eröffnung der Kreisirrenanstalt **Irsee**, Bayern, früher Benedictinerkloster, unter Director Dr. Hagen.

1852 Eröffnung der neu erbauten Irrenanstalt zu **Rodez**, Departement Aveyron, Frankreich, unter Dr. . . . . .

1852 Die Irrenanstalt zu **Königsberg i. Pr.** als Theil des Löbenicht'schen Hospitals wird nach 63jähriger Wirksamkeit aufgehoben.

Eröffnung der Provinzial-Irrenanstalt zu **Allenberg**, Ostpreussen, unter Director Dr. Bernhardi.

Eröffnung der jütländischen Irrenheilanstalt **Aarhus**, Dänemark, unter Director Dr. Selmer.

1855 Eröffnung des „Dayton Asylum for the Insane" zu **Dayton**, Ohio, Amerika, unter Director Dr. . . . . ., für 600 Kranke.

1862 Eröffnung der psychiatrischen **Klinik** zu **St. Petersburg**, Russland, unter Prof. Dr. Balinsky.

1866 Eröffnung der Privat-Irrenanstalt zu **Pützchen**, Rheinprovinz, unter Director Dr. Besser.

1877 25jähriges Jubiläum der Irrenanstalt zu **Allenberg**, Ostpreussen, unter Director Dr. Jensen.

1882 Eröffnung der Irren-Aufnahmestation für 20 Kranke in **Wiborg**, Finnland.

Eröffnung der Irren-Aufnahmestation für 20 Kranke in **Uleaborg**, Finnland (cf. 1. Juli).

2. 1784 Geb. Dr. **M. A. Ferrus**, Generalinspector der Irrenanstalten Frankreichs († c. 1863).

1869 Eröffnung von „**Humberstone** Asylum" bei Leicester, England, unter Director Dr. E. M. Finch.

3. 1783 verordnet Kaiser Joseph II. die Versorgung von Wahnsinnigen mit anderen Kranken, Gebärenden und Findlingen im aufgehobenen Dominikanerkloster zu **Brünn**, Mähren, unter Dr. Polzer als Hausarzt.

1849 † Freih. **E. von Feuchtersleben**, Verfasser der „Diätetik der Seele", in Wien (geb. 29. April 1806).

Dr. **Levillain**, Arzt der Irrenanstalt zu Cadillac, Frankreich, wird durch einen Kranken mit Verfolgungswahn während der Visite durch einen Stoss mit dem Dolch auf den Kopf niedergeschlagen. Er genas wieder.

5. 1832 † **Langermann**, Chef des Medicinalwesens zu Berlin (geb. 8. August 1768).

7. 1660 bestimmt das Parlament von **Paris**, dass alle der Behandlung bedürftigen Irren im Hôtel Dieu und die übrigen im

Hôpital général aufgenommen werden sollen (mit Greisen, Vagabonden und Bestraften).

8. 1823 Geb. Dr. **Carlo Livi,** Prof., Dir., Reggio, Italien, zu Prato († 4. Juni 1878).

1836 Ein Königlicher Befehl bestätigt das Decret der ausserordentlichen Cortes in **Spanien,** dass die Irrenhäuser von anderen Hospitälern getrennt sein sollen. Acht Artikel enthalten die speciellen Bestimmungen. Unvollkommene Ausführung derselben.

1874 Eröffnung des „Burlington County Insane Asylum“ zu **Pemberton,** New Jersey, Amerika, unter Steward Th. B. Gaskill, für 70 Kranke.

11. 1847 Eröffnung der Heil- und Pflegeanstalt für Schwachsinnige in **Mariaberg,** Oberamt Reutlingen, Württemberg, unter Dr. Rösch.

1869 Eröffnung der niederbayr. Kreisirrenanstalt zu **Deggendorf,** Bayern, unter Director Dr. Ast.

12. 1832 Grundsteinlegung der im Anschluss an alte Gebäude neuerbauten Irrenheilanstalt in **Marsberg,** Provinz Westphalen, unter Director Dr. Ruër.

1860 Erste Versammlung des **Vereins** der **deutschen** Irrenärzte in Eisenach.

13. 1793 Geb. Prof. **P. Jessen** zu Flensburg, Director der Privatheilanstalt Hornheim, Schleswig-Holstein († 29. September 1875).

1869 Eröffnung der Idiotenanstalt zu Schloss **Glött,** Königreich Bayern, unter . . . . .

14. 1813 Rücksichtslose Vertreibung der Irren aus der Heilanstalt **Sonnenstein,** Königreich Sachsen, durch den französischen Major Pervant.

15. 1877 Eröffnung des „Private Pacific Asylum“ zu **Stockton,** Calif., Amerika, unter Director Dr. Asa Clarc, für 160 Kranke.

1879 † Dr. **J. B. Ullersperger,** psychiatrischer Schriftsteller, zu München, 81 Jahre alt.

16. 1845 Eröffnung von „Quebec Lunatic Asylum“ zu **Quebec, Canada,** Brit. Provinz, Amerika, unter Director Dr. . . . . ., für 1150 Kranke.

1882 Eröffnung der neu erbauten Landes-Irrenanstalt zu **Pergine** bei Trient, Tyrol, unter Director Dr. Starz.

17. 1809 Geb. Dr. **A. von Solbrig**, Prof., Director der Kreisirrenanstalt zu München, zu Ansbach († 31. Mai 1872).

1875 † **Duchenne** (de Boulogne) zu Paris.

18. 1788 Eröffnung der neuerbauten Irrenanstalt zu **Lübeck**, unter Dr. . . . . .

1862 **brannte** Schloss **Freyling**, Filiale der Irrenanstalt in Linz, Oesterreich, ab.

19. 1851 Eröffnung des „Wilts County Asylum" zu **Devizes**, England, unter Director Dr. John Thurnam, mit 167 Kranken. Jetzt 628 Kranke.

20. 1865 Eröffnung der **Gesellschaft** zur Förderung der Schwach- und Blödsinnigen-Bildung in Deutschland zu **Hannover**, unter Vorsitz des Dr. Kern.

21. 1811 wird Dr. **Heinroth** zum Professor der Psychiatrie an der Universität **Leipzig**, Königreich Sachsen, ernannt.

1848 Eröffnung der Heil- und Pflegeanstalt für Schwachsinnige und Epileptische zu **Stetten**, Württemberg, unter Director . . . . .

1874 Eröffnung der **Societa freniatrica** in **Italien** zu Imola.

22. 1866 † Dr. **H. Damerow**, Prof., Director der Provinzial-Irrenanstalt zu Halle, Provinz Sachsen, an der Cholera (geb. 28. December 1798).

23. 1811 Eröffnung der Irrenanstalt zu **Brake** bei Lemgo, Lippe-Detmold, unter Dr. Focke.

1853 Eröffnung von „Essex County Asylum" zu **Brentwood**, England, unter Director Dr. D. C. Campbell († 1884).

24. 1541 † **Theoph. B. Paracelsus** ab Hohenheim zu Salzburg (geb. 17. December 1493).

1858 Grundsteinlegung des **New-Yorker** Staatsasyls für **Trunksüchtige**, mit 250 Acres Land.

25. 1872 **brannte** die Anstalt zu **Newburgh**, Nordamerika, mit 800 Irren, gänzlich ab. Mehrere Wärter und Feuerwehrleute verloren das Leben. Viele Kranke liefen fort.

1882 Eröffnung des Neubaues der Irrenanstalt zu **Lübeck** im Anschluss daran, unter Dr. Eschenburg.

26. 1883 **schiesst** in **Paris** J. Chabert im Verfolgungswahn 2 mal einen Revolver auf Dr. J. Rochard in der Entfernung von 1 Meter ab.

27. 1835 Eröffnung des Rettungshauses für verwahrloste und blödsinnige Kinder zu **Schreiberhau,** Schlesien, Deutschland.

1848 † Prof. Dr. **E. Horn,** Director der Charitéheilanstalt in Berlin (geb. 24. August 1774).

29. 1875 † Prof. Dr. **P. Jessen,** Director des Asyles Hornheim bei Kiel (geb. 13. September 1793).

30. 1858 Eröffnung des „State Lunatic Hospital“ zu **Northampton,** Boston, Amerika, unter Dr. . . . . . 1864 wird Dr. Pliny Earle Director.

1870 Eröffnung von „**Moulsford** Asylum“ bei Wallingford, County Berks, England, unter Director Dr. R. B. Gilland.

1880 † Dr. **E. Salomon,** Director der Irrenanstalt Lund in Schweden, an Haem. cerebr. und nephr. chron.

October.

1. 1818 Eröffnung des **Stafford** Lunatic Asylum, England, für 120 Kranke, unter Dr. . . . . . Neubau.

1820 Eröffnung der Irrenanstalt zu **Schleswig,** Schleswig-Holstein, unter Director Dr. Jessen.

Eröffnung des Asyles von **Bodmin,** County Cornwall, England, unter Director Dr. Ducke. Neubau mit 18,700 Pfd. St. für 172 Betten.

1842 Verlegung der Irrenanstalt zu **Heidelberg,** Baden, nach Illenau, unter Director Dr. Roller, nach 16jähriger Wirksamkeit.

Eröffnung der Irrenanstalt zu **Illenau,** Baden, unter Director Dr. Roller.

Eröffnung des **Hülfsvereines** für entlassene Geisteskranke des **Elsasses** durch Dr. Richard in der Irrenanstalt Stephansfeld.

1845 Eröffnung des Asyles **Hornheim** bei Kiel, Schleswig-Holstein, unter Director Prof. Dr. Jessen.

1847 Eröffnung von „Sandywell Park Asylum“, **Shropshire**, England, Privatanstalt, übersiedelte nach Boreatton Park 1882, für 28 Patienten unter O. Sankey.

1851 Eröffnung des „Pennsylvania State Lunatic Hospital“ zu **Harrisburg**, Pennsylvania, Amerika, unter Director Dr. Curwen, für 400 Kranke.

1852 wurden die Irren von **Corsica** im Asyle d'Aix, Département Bouches du Rhône, Frankreich, aufgenommen.

1852 Eröffnung der Steudner'schen Idiotenanstalt in **Schleswig**, gegründet durch Dr. Hansen.

1855 Eröffnung des „Kings County Insane Asylum“ zu **Flatbush. Long Island**, New-York, Amerika, unter Director Dr. . . . . ., für 600 Kranke.

Eröffnung der Kreis-Irrenanstalt zu **Werneck**, Königreich Bayern, unter Director Dr. Gudden.

Eröffnung des **Gaustad Asyl** bei **Christiania**, Norwegen, unter Director Dr. . . . . .

1856 Eröffnung der Irrenanstalt zu **Klingenmünster**, Bayern, unter Director Dr. Dick.

1857 Eröffnung des „Hospice Guislain“, **Gand**, Belgien, für 350 Kranke unter Dr. Guislain, jetzt für 480 Kranke incl. 75 Kinder unter Dr. Ingels.

Eröffnung der Privat-Irrenanstalt zu **Kowanowko**, Posen, unter Director Dr. Zelasco.

Eröffnung des „Monroe County Insane Asylum“ zu **Rochester**, New-York, Amerika, unter Director Dr. . . . . ., für 250 Kranke.

1861 wurde das „**Missouri** State Lunatic Asylum“, Amerika, von den Rebellen ausgeplündert und **angezündet.**

1864 Eröffnung von „Earls Court House“ zu **Brompton**, London, England, unter Director Dr. Gardiner Hill.

1865 Gründung des **St. Galli'schen Hülfsvereines** für genesene Geisteskranke.

1872 Eröffnung der Heilanstalt **Königsfelden**, Canton Aargau, Schweiz, unter Director Dr. Schaufelbuel.

1873 Eröffnung des „Passaic County Lunatic Asylum“ zu **Paterson**, New-Jersey, Amerika, unter Cornelius L. Petry, für 50 Kr.

1874 Eröffnung der Siechenanstalt zu **Hub**, Baden, unter Director Dr. Walther.

1875 Schluss der Irrenanstalt zu **Dessau** nach 60jähriger Wirksamkeit.

Schluss der alten Irrenanstalt zu **Bernburg** nach 70jähriger Wirksamkeit und Verlegung der Kranken in die neuerbaute daselbst.

Eröffnung der „Landes-Heil- und Pflege-Anstalt für Geisteskranke bei **Bernburg**, Dessau, unter Director Dr. Fraenkel.

Eröffnung der Provinzial-Irrenanstalt zu **Ueckermünde**, Pommern, unter Director Dr. von Gellhorn.

1876 Eröffnung der **Irrencolonie** der Irrenanstalt Sachsenberg, Mecklenburg, unter Director Dr. Tigges.

Eröffnung von „Harlem Lodge“ zu **Cantonsville**, Maryland, Amerika, unter Director Dr. W. F. Stewart, für 40 Kranke.

1877 Eröffnung der Anstalt für Epileptische zu **Königswartha**, Königreich Sachsen. Geschlossen 1882.

1879 Eröffnung der Cretinenanstalt im „Zehenthof“ bei **Bruck**, Steyermark.

Wiedereröffnung der Privatirrenanstalt „Rudenzburg“ zu **Wyl**, Caton St. Gallen, Schweiz, unter Dr. Henne. Gegründet 1857 durch Dr. Ellinger.

Die **Deutsche Civilgesetz-Ordnung** tritt in Kraft, welche das Verfahren in Entmündigungssachen feststellt.

1880 Eröffnung der Irrenheil- und **Pflegeanstalt** zu Sachsenberg, Schwerin, unter Director Dr. Tigges, nach 50jähriger Wirksamkeit als Heilanstalt.

Aufhebung der Irrenpflegeanstalt zu **Dömitz**, Mecklenburg.

1882 Eröffnung der Privatheilanstalt **„Bergquell“** bei Stettin unter Director Dr. Zenker.

Eröffnung der Idiotenanstalt zu **Lilläng**, Schweden.

2. 1852 Stiftungstag der Irrenanstalt „zur Mutter Gottes aller Leidtragenden“ bei **St. Petersburg** unter Director Dr. Lorenz.

3. 1842 Eröffnung der Irrenanstalt zu **Basel**, Schweiz, unter Prof. Dr. Brenner.

1855 Gründung eines **Unterstützungsfond** für arme Irre in dem Kreise Unterfranken und Aschaffenburg, Bayern.

4\. 1881 Eröffnung der Irren-**Colonie** an der Provinzial-Irrenanstalt zu **Sorau,** Provinz Brandenburg, unter Director Dr. Schmidt.

5\. 1847 Feststellung des Statutes zur Jacobi-Stiftung in **Siegburg,** Rheinprovinz.

6\. 1873 † Dr. **C. Castiglioni,** 65 Jahre alt, Director und Professor in Mailand, Italien, an Harn-Intoxication.

1880 Eröffnung des „State Hospital for the Insane" zu **Warren,** North-Western District, Pennsylvania, Amerika, unter Director Dr. J. Curwen, für 600 Kranke.

7\. 1812 Eröffnung der Irrenanstalt für die Niederlausitz zu **Sorau,** Provinz Brandenburg, in dem dazu adoptirten Schlosse, unter Dr. Wollkopf.

1848 Veröffentlichung der 1. Statistik der Geisteskranken in **Spanien** durch die Gaceta de Madrid.

8\. 1873 † Dr. **C. Spurzheim,** Director der n. ö. Irrenanstalt zu Wien (geb. . . . . . .).

9\. 1809 Geb. Dr. Giuseppe **Girolami,** Professor und Director der Irrenanstalt in Rom, Italien, in Fuligno. († 14. Jan. 1878.)

1830 Renovation der Verordnung von 1815 in **Belgien,** dass die definitive Sequestration der Irren in „une maison de correction" mittels eines Befehles der Tribunale erster Instanz auf Ersuchen der nächsten Verwandten oder auf amtliche Requisition der Königlichen Procuratoren bewirkt werde, bis sichere Zeichen der Besserung da sind.

10\. 1837 † Dr. **Hayner,** Director der Irrenanstalt in Colditz, Königreich Sachsen (geb. 22. December 1775).

1844 Gründung des **Vereins** der Aerzte an Irrenanstalten in **Amerika** zu Philadelphia durch 13 Mitglieder.

1861 Eröffnung des „Erziehungshauses für schwach- u. blödsinnige Mädchen" zu **Hasserode** bei Wernigerode, Deutschland.

1884 † Dr. **H. Neumann,** Prof. u. Director der psychiatrischen Klinik zu Breslau, Schlesien, an Com. diabet. (geb. 17. Januar 1814 zu Berlin).

11\. 1842 Eröffnung der Irren-Verpflegungsanstalt zu **Stralsund,** Pommern, unter Director Dr. Picht.

1862 † Prof. Dr. **Kieser,** Director der Irrenanstalt zu Jena (geb. 24. August 1779).

12. 1773 Eröffnung von „Eastern Lunatic Asylum“ zu **Williamsburg**, Virginia, Amerika, unter Director Dr. . . . . . . für 470 Kranke. Erste öffentl. Irrenanst. in Amerika.

1842 Eröffnung des „Lunatic Asylum, State of Georgia“ zu **Milledgeville**, Georgia, Amerika, unter Director Dr. . . . . für 1131 Kranke.

1843 † Prof. Dr. **Heinroth** zu Leipzig (geb. 17. Januar 1773).

1869 Eröffnung des „Willard Asylum for Insane“ zu **Willard**, New-York, Amerika, unter Director Dr. John B. Chapin, für 1758 Kranke.

1876 Eröffnung der Provinzial-Irrenanstalt zu **Kreutzburg**, Schlesien, unter Director Dr. Brückner.

1884 † Dr. **C. Kind**, Director der Idiotenanstalt zu Langenhagen, Hannover, Deutschland (geb. 1825).

13. 1840 Eröffnung des „Maine Insane Hospital“ zu **Augusta**, Maine, Amerika, unter Director Dr. . . . . . für 430 Kranke.

1850 Das Hospital bei **Upsala**, Schweden, **verbrannte**. 23 Irre kamen um.

14. 1863 Gründung der Idiotenanstalt zu **Kückenmühle** bei Stettin, Pommern, durch die innere Mission. Jetzt 175 Zöglinge.

15. 1816 Eröffnung der Privatanstalt „Moet House“ zu **Femworlth**, Staffordshire, England, durch Dr. Robert Mordy, für 10 Kranke.

1841 Bericht der Justiz-Commission zur Reform der Irrenanstalten in **Belgien**.

1861 Eröffnung der psychiatrischen **Klinik** zu **Bern**, Schweiz, durch Prof. Dr. Schaerer.

1867 Eröffnung der Anstalt für Epileptische zu **Bielefeld**, Westphalen, unter Pastor von Bodelschwingh.

1868 Eröffnung des **Vereines** der Irrenärzte von Sachsen und Westphalen zu **Hannover** unter Dr. Snell.

1876 Eröffnung der psychiatrischen **Klinik** zu **Genf**, Schweiz, durch Prof. Dr. M. Olivet.

Eröffnung der Provinzial-Irrenanstalt zu **Andernach**, Rheinprovinz, unter Director Dr. W. Nasse.

1878 Eröffnung der neu erbauten Irrenanstalt zu **Heidelberg**, Baden, unter Director Dr. Fürstner.

1883 Eröffnung der Central-Siechen-Anstalt für Geisteskranke in **Eickelborn**, Kreis Soest, Provinz Westphalen.

16. 1865 Eröffnung der Privatkuranstalt für Nervenkranke zu **Blankenburg** im Harz, unter Director Dr. O. Müller.

1882 **Brand** in der 4 Jahre vorher eröffneten Irrenanstalt zu **Woodville**, 7 Meilen von Glasgow, England, gelöscht von der Feuerwehr der Anstalt.

1884 † Dr. **Sauze**, Honorar-Director der Irrenanstalt zu Marseille, Frankreich, und seit 1876 Gründer des Maison de santé du Canet, 57 Jahre alt, an Herzleiden.

17. 1813 Eröffnung des Royal **Edinburgh** Asylum for the Insane, Schottland, unter Dr. . . . . .

1852 Eröffnung der Anstalt für blödsinnige Kinder zu **Ecksberg**, Bayern, durch den katholischen Pfarrer J. Probst.

1877 erschlug in der Anstalt zu **Prag** ein Kranker seinen Wärter und verletzte einen anderen Kranken.

18. 1798 Geb. Dr. **Brierre de Boismont** zu Rouen († 25. December 1881).

19. 1849 Eröffnung der neu erbauten Irrenanstalt **Eichberg**, Nassau, unter Director Dr. Snell; der Bau begann 1840 für 200—210 Irre und kostete 400,000 Gulden. 70 Morgen Terrain.

20. 1852 Eröffnung des Asyles **de Montredon**, Département Loire, Frankreich, durch die Brüder de St. Marie de l'Assomption für das Département.

1871 Eröffnung des „Hudson River-State-Hospital“ zu **Poughkeepsie**, New-York, Amerika, unter Director Dr. Joseph M. Cleveland, für 300 Kranke.

21. 1660 Geb. Prof. Georg Ernst **Stahl** zu Ansbach († 14. Mai 1734).

1800 Geb. Dr. Max **Parchappe**, General-Inspector der Irrenanstalten in Frankreich zu Epernay († 12. März 1866).

1882 † Joh. **Spielmann**, Verfasser der „Diagnostik der Geisteskrankeiten“ zu Carlsbad, 61 Jahre alt.

1884 † Dr. **Girard de Cailleux**, Honorar-General-Inspector der Irrenanstalten der Seine, Frankreich, an einer Gehirnaffection.

22. 1864 Eröffnung von „West Virginia Hospital for Insane“ zu

Weston, West-Virginia, Amerika, unter Director Dr. . . . . für 680 Kranke.

1883 Eröffnung des „Oregon State Insane Asylum“ zu **Salem,** Oregon, Amerika, unter Director Dr. Horace Carpanter für 420 Kranke.

23. 1872 Eröffnung des „Maryland Hospital for the Insane (Spring Grove)“ zu **Catonsville,** Maryland, America, unter Director Dr. Rich. Gundry, für 324 Kranke. Früher zu Baltimore von 1797—1872.

1876 † Dr. **Bulckens,** Dirigirender Arzt der Irrencolonie Gheel, Belgien, (geb. 17. Dec. 1813).

1877 Eröffnung des Neubaues von „Worcester Lunatic Hospital“ zu **Worcester,** Massachusetts, Amerika, unter Director Dr. John G. Park für 800 Kranke. Alter Bau seit 1833.

Eröffnung des „Asylum for Chronic Insane“ zu **Worcester,** Massachusetts, Amerika, unter Director Dr. Hosea M. Quinby für 357 Kranke.

1879 Eröffnung des „Colorado State Lunatic Asylum“ zu **Pueblo,** Colorado, Amerika, unter Director Dr. P. R. Thombs für 175 Kranke.

1882 Eröffnung der Heil- und Pflegeanstalt für Epileptische zu **Karlshof,** Ostpreussen.

1883 Schluss des „Oregon Hospital for Insane“ zu **East Portland,** Oregon, Amerika. Kranke nach Salem gebracht.

24. 1883 Eröffnung des „Binghampton Asylum for the Chronic Insane“ zu **Binghampton,** New-York, Amerika, unter Director Dr. T. S. Armstrong für 450 Kranke.

1884 † Dr. **Dumesnil,** fr. Director des Asyles „de Quatre-marcs“, seit 1872 General-Inspector der Irrenanstalten in Frankreich (geb. 1812).

25. 1795 Geb. Prof. Dr. **Ideler,** Director der psychiatrischen Klinik zu Berlin, zu Rendwisch († 29. Juli 1862).

1826 † (oder 26. October?) Prof. Ph. **Pinel** zu Paris (geb. 11. April 1745 oder 1755).

1866 † Dr. **M. Burnett,** Director des Privatasyles zu Alton-Hants, Englands, 59 Jahre alt.

1882 † Prof. Dr. **Obernier** in Bonn, Rheinprovinz, fr. Assistent in Siegburg, an chronischem Magenleiden.

26. 1843 † Dr. **J. C. Heinroth,** Prof. der Psychiatrie zu Leipzig (geb. 17. Januar 1773).

1844 Eröffnung der Privatanstalt zu **Endenich** bei Bonn, Rheinprovinz, unter Director Dr. Richarz.

1868 † Prof. Dr. **Griesinger,** dir. Arzt der Irrenabtheilung der Charité zu Berlin (geb. 29. Juli 1817).

† Dr. **Ehrlich,** Director der Irrenpflegeanstalt zu Brieg, Schlesien, 70 Jahre alt.

1876 Eröffnung der psychiatrischen **Klinik** zu **Basel,** Schweiz, durch Prof. Dr. Wille.

27. 1847 Errichtung des „Asylum for Idiots Society" zu **Earlswood** durch Dr. Andrew Reed, der ersten und nur durch öffentliche Beiträge errichteten Idiotenanstalt in England. Einige Häuser wurden dazu eingerichtet. Neubau 1855.

1859 Concession der 1854 in San Bandilio de Llobregat, **Spanien,** in einem früheren Kapuzinerkloster durch D. Ant. Pujadas eingerichteten Anstalt mit 625 Kranken.

28. 1842 Eröffnung des „New Hampshire Asylum for the Insane" zu **Concord,** New Hampshire, Amerika, unter Director Dr. . . . . für 300 Kranke.

1859 † Dr. **Ch. C. Weiss,** Director der Irrenpflegeanstalt zu Colditz, Königreich Sachsen (geb. 5. April 1790).

1871 † Dr. **J. P. Falret,** Gründer (mit Voisin 1822) der Privatirrenanstalt Vanves bei Paris; 1831—67 an der Salpêtrière (geb. 1794); nach Anderen † October 1870.

1880 † Dr. **Ed. Seguin** zu New-York, 68 Jahre alt, Förderer der Idiotenpflege und Präsident der Gesellschaft der Aerzte für Idioten-Fürsorge.

29. 1861 † Dr. **H. Bergmann,** em. Director der Irrenanstalt zu Hildesheim, Hannover (geb. 12. Juni 1780).

1865 Eröffnung des Wilhelmsstiftes für blödsinnige Kinder zu **Potsdam,** Provinz Brandenburg, unter Inspector Grossmann, in einem alten Hause. Neubau bezogen am 29. October 1869. Gegründet durch Verein unter Super. Schultz.

30. 1844 Eröffnung der Irrenanstalt St. Pierre zu **Marseille**, Dép. Bouches-du-Rhône, Frankreich, nach Esquirol gebaut, unter Dr. . . . . für 800 Kranke. Kultur von 17 Hectaren.

31. 1864 Eröffnung der Provinzial-Irrenanstalt „Bethesda“ zu **Lengerich,** Westphalen, für die evangelischen Kranken, unter Director Dr. Vorster.

1875 Dr. **Brenner**, Prof. und Director der Irrenanstalt zu Basel, Schweiz (geb. . . . . .).

November.

1. 1790 Eröffnung des „Tollhauses“ zu **Prag**, Oesterreich, im Katharinenkloster.

1826 Eröffnung der dazu adoptirten Irrenbewahr- und Siechenanstalt im Schloss **Plagwitz** bei Löwenberg in Schlesien unter Dr. Pohl.

1829 Das Alexiushaus in **Braunschweig**, Deutschland, wird als selbständige Irrenanstalt eröffnet unter Dr. Francke.

1830 Eröffnung der Irrenanstalt zu **Hall** in Tyrol unter Director Dr. Tschallener.

1835 Eröffnung der Irrenanstalt zu **Stephansfeld**, Elsass, unter Dr. Ristelhuber.

1844 Schluss des königlichen provisorischen Irrenheil-Instituts in **Halle a. S.**, Provinz Sachsen, unter Director Dr. Damerow.
Eröffnung der Provinzial-Irrenanstalt bei **Halle**, Provinz Sachsen, unter Director Dr. Damerow.

1848 Eröffnung des „Indiana Hospital for the Insane“ zu **Indianopolis**, Indiana, Amerika, unter Director Dr. . . . . für 1144 Kranke.

1851 Eröffnung der Idiotenanstalt zu **Winterbach**, Württemberg. Schluss und Uebersiedelung nach Schloss Stetten am 1. Mai 1864.

1853 Neues **Irrengesetz** in **England**.

1859 Eröffnung der Kreisirrenanstalt bei **München**, Königreich Bayern, unter Director Dr. Solbrig.

1863 Eröffnung der Irrenanstalt zu **Brünn**, Mähren, unter Director Dr. Czermak.

1865 Eröffnung der Provinzial-Irrenanstalt zu **Eberswalde**, Provinz Brandenburg, unter Director Dr. Sponholz.

Schluss der Irrenanstalt zu **Neuruppin**, Provinz Brandenburg, nach 64jähriger Wirksamkeit.

1866 Errichtung einer Abtheilung für **Epileptische** in der Idiotenanstalt zu Schloss **Stetten**, Württemberg.

1866 Eröffnung des „Kansas State Insane Asylum“ zu **Osawatomie**, Kansas, Amerika, unter Director Dr. A. H. Knapp, für 430 Kranke.

1867 Erste Sitzung des psychiatrischen **Vereines** der **Rheinprovinz** in Bonn unter Director Dr. Nasse.

1868 Eröffnung der Privatirrenanstalt in **Pankow** bei Berlin durch Director Dr. Mendel.

1870 Eröffnung des „State Insane Asylum“ zu **Cranston**, Rhode Island, Amerika, unter Ch. H. Hunt für 290 Kranke.

Eröffnung von „Asylum for the Insane“ zu **London, Ont.**, British Prov., Amerika, unter Director Dr. R. M. Bucke, 900 Kranke.

1872 Eröffnung von „Göteborgs Hospital“ zu **Hissingen**, Schweden, unter Director Dr. Anjan.

1877 Eröffnung des „Queens County Insane Asylum“ zu **Mineola, Long Island**, New-York, Amerika, unter Director Dr. David Rogers für 126 Kranke.

1878 Eröffnung der Privatirrenanstalt zu **Támatsi**, Japan, unter Director Kátow. Ausser Psychosen werden auch andere Neurosen aufgenommen.

1879 Eröffnung der neuen Irrenanstalt zu **Jena**, Weimar, unter Director Dr. Siebert.

1880 50jähriges Jubiläum der Irrenanstalt zu **Hall**, Tyrol, unter Director Dr. Nagy.

Eröffnung des „Buffalo State Asylum for the Insane“ zu **Buffalo**, New-York, Amerika, unter Director Dr. Judson B. Andrews für 340 Kranke.

1883 Eröffnung von „Homewood Retrait“ zu **Guelph, Ont.**, Brit. Prov., Amerika, unter Director Dr. Stephen Lett.

1883 Eröffnung der Oberbayrischen Kreisirrenanstalt zu **Gabersee** bei München unter Director Dr. Bandorf. Ankauf des Gutes am 1. März 1882.

2\. 1858 Eröffnung von „Cambridgeshire Asylum“ zu **Fulbourn,** England, unter Director Dr. E. L. Bryant.

1878 Eröffnung der neu erbauten psychiatrischen **Klinik** zu **Heidelberg,** Baden, durch Prof. Dr. Fürstner.

1883 Irrengesetz in **Schweden,** wonach die Anstalten in Heil- und Pflegeanstalten getrennt werden und jedes Krankenhaus provisorisch Aufnahme gewähren muss. Alle Anstalten stehen unter der „Direction der Medicin“.

3\. 1869 Eröffnung der psychiatrischen **Klinik** zu **Zürich,** Schweiz, durch Prof. Dr. Gudden.

4\. 1852 Eröffnung des „**Lincoln** County Asylum“, England, unter Director Dr. Ed. Palmer mit 250 Kranken, erweitert 1858 um 160, 1865 um 168, 1882 um 110, jetzt 680 Kranke.

erschlug ein Kranker in der Delirantenstation der Charité in **Berlin** 3 Mitkranke. Der Wärter wurde zu 2 Monaten Haft verurtheilt.

1864 Eröffnung des „Glamorgan County Asylum“ bei **Bridgead,** Süd-Wales, England, unter Director Dr. David Yellowlees.

5\. 1726 † Dr. **Ant. Pacchioni** zu Rom, Italien (geb. 13. Juni 1665).

6\. 1804 Geb. Dr. **v. Zeller,** Director der Irrenanstalt zu Winnenthal, Württemberg, zu Bretten († 23. December 1877).

1813 Hofkanzleidecret in **Wien,** Oesterreich, über die Bedingungen zur Errichtungsbewilligung von Privatanstalten.

1872 Eröffnung des „State Hospital for the Insane“ zu **Danville,** Pennsylvania, unter Director Dr. S. S. Schultz, für 700 Kranke.

1882 † Dr. **von Gellhorn,** Director der Provinzial-Irrenanstalt zu **Ueckermünde,** Provinz Pommern, an Gehirnkrankheit, 48 Jahre alt.

7\. 1870 † Dr. **G. von Riedel,** vorm. Director d. n. österreichischen Irrenanstalt zu Wien, 68 Jahre alt, an Pneumonie.

8\. 1786 Geb. **L. F.** Freiherr **von Wiesenhütten,** verdient um die

Schöpfung der Irrenanstalt zu Frankfurt a. M. († 8. August 1857).

1826 Eröffnung der allgemeinen Taubstummenanstalt zu **Pforzheim,** Baden, unter Dr. Neumann.

9. 1874 Eröffnung des „Missouri State Lunatic Asylum No. 2“ zu **St. Joseph,** Missouri, Amerika, unter Director Dr. **G. C. Catlett** für 300 Kranke.

1876 Eröffnung des „Asile d'aliénés à Henri Chapells“ im Schlosse von **Buelen,** Belgien, durch die Alexianer unter Director Houber und Dr. Henfling für 30 M.

11. 1795 Geb. Prof. **M. H. Romberg** in Berlin († 16. Juni 1873).

1823 Eröffnung der Irrenabtheilung des Allgemeinen Krankenhauses zu **Hamburg,** unter Dr. Ritter.

1862 Eröffnung des „Western Pennsylvania Hospital“ zu **Dixmont,** Allegheny county, Pennsylvania, Amerika, unter Dr. . . . . für 400 Kranke.

1880 Bildung einer „nationalen **Gesellschaft** in **New-York** zum Schutze der Geisteskranken und zur Verhütung der Geisteskrankheiten“.

12. 1829 Eröffnung der Versorgungsanstalt zu **Colditz,** Königreich Sachsen, unter Director Dr. Hayner.

13. 1872 † Dr. **Bernhardi,** emer. Director der Povinzial-Irrenanstalt zu **Allenberg,** Ostpreussen (geb. 14. März 1804).

1884 Eröffnung des neuen Irrenfrauenhauses zu **Bremen** unter Director Dr. Scholz.

14. 1805 Geb. Prof. Dr. **Albers** zu Bonn, Rheinprovinz († 11. Mai 1867).

1814 Eröffnung der Irrenanstalt zu **Marsberg,** Westphalen, als Heilanstalt in einem Kloster unter Dr. Rüer.

1831 † Prof. Dr. **Hegel,** Philosoph, in Berlin an der Cholera (geb. 27. August 1770).

15. 1741 Geb. **Lavater,** Verfasser der „physiogn. Fragmente“ in Zürich, Schweiz († 2. Januar 1801).

1855 Eröffnung der Idiotenanstalt „Gamle Backehus“ bei **Kopenhagen,** der ersten in Dänemark, mit 4 Zöglingen durch Dr. J. R. Hübertz.

1863 Eröffnung der neu erbauten Irrenanstalt zu **Bailleul,** Departement Nord, Frankreich, unter Dr. . . . .

1875 Eröffnung des „Napa State Asylum for the Insane“ zu **Napa City,** California, Amerika, unter Director Dr. E. T. Wilkins für 1000 Kranke.

1879 Eröffnung der königlichen kroatischen Landesirrenanstalt Stenjevec bei **Agram** unter Director Dr. Rohazek.

1880 **brannte** die Irrenanstalt St. Peter zu **Minnesota,** New-York, ab. 30—40 Kranke kamen theils durch Feuer, theils durch grosse Kälte um.

17. 1852 † Prof. Dr. **v. Eschenmayer** zu Kirchhein, Württemberg (geb. 4. Juli 1768), nach Anderen am 19. November.

1872 Errichtung des **Niederländischen Vereines** für Psychiatrie zu Utrecht.

1873 Eröffnung der Irrenanstalt **St. Urban,** Canton Luzern, Schweiz, unter Director Dr. Wille für 200 Kranke.

1883 Eröffnung der westpreussischen Irrenanstalt zu **Neustadt,** Westpreussen, unter Director Dr. Krömer.

18. 1851 Ein Königl. Befehl ordnet in **Belgien** eine höhere Commission für die Inspection der Irrenanstalten an.

1855 Eröffnung der Irrenanstalt **Waldau,** Canton Bern, Schweiz, unter Director Dr. Tribolet.

1864 Eröffnung der Irrenheilanstalt Friedrichsberg bei **Hamburg** unter Director Dr. L. Meyer durch Aufnahme der Kranken aus dem Allgemeinen Krankenhause.

1881 Eröffnung der städtischen Idiotenanstalt zu **Dalldorf** bei Berlin unter Inspector Pieper. Neubau f. 100 Zöglinge.

19. 1841 Eröffnung der Irren-Siechenanstalt zu **Geseke,** Westphalen.

1868 Zerstörung der Irrenanstalt zu Cleveland, N.-Y., Amerika, durch **Feuer,** wobei 6 verbrannten.

1876 Eröffnung der neu erbauten Irrenstation der Strafanstalt **Waldheim,** Königreich Sachsen, unter Dr. Knecht.

20. 1774 First Lunacy **Act** in **England.**

21. 1675 † Dr. **Thomas Willis** zu London (geb. 6. Februar 1622). „Anat. u. Phys. des Gehirns.“

1880 † Dr. **N. Lander-Lindsay,** 50 Jahre alt, ärztlicher Director der Irrenanstalt Murray bei Perth, Schottland, von 1854 bis 1880, eifriger Bekämpfer des Non-restraint und psychiatrischer Schriftsteller.

22. 1813 † Prof. **J. Ch. Reil,** Verfasser der „Rhapsodieen", am Flecktyphus in Halle (geb. 28. Februar 1759).

1862 Aufstellung der Statue **Esquirol's** im Vorhofe von Charenton bei Paris.

23. 1818 Eröffnung des Asyles zu **Wakefield,** England, für 300 Kranke unter Dr. Ellis.

24. 1632 Geb. **Baruch Spinoza,** Philosoph, zu Amsterdam, Holland († 21. Februar 1677).

1808 Geb. Dr. **Boyd,** Director der Privat-Irrenanstalt Southall-Park bei London. († 14. Aug. 1883 beim Brande seiner Anstalt.)

1826 Eröffnung der Irrenpflegeanstalt zu **Düsseldorf,** Rheinprovinz, unter Dr. Bournye.

25. 1814 Geb. Dr. **H. Dick,** Director der Kreisirrenanstalt Klingenmünster, Königreich Bayern († 22. Februar 1880).

1818 Geb. Dr. **J. H. Peters,** Director der Irrenanstalt bei Vordingborg, Dänemark, von 1857—76 zu Kopenhagen (lebt daselbst).

1825 Geb. Dr. **Jos. Czermak,** Director der Irrenanstalt zu Brünn, Mähren († 24. Juli 1872).

1848 wird die Errichtung der General-Inspectoren über das Irrenwesen in **Frankreich** geschaffen.

1882 † Dr. **Luigi Mongeri,** Reorganisator und Director der Irrenanstalt zu Konstantinopel.

26. 1839 Ein Hofkanzleidecret in Wien bestimmt für **Oesterreich** die Bedingungen, unter welchen Privatirrenanstalten errichtet und geleitet werden dürfen.

1871 † Dr. **Graeser,** Director der Irrenanstalt Eichberg, Nassau, am Zungenkrebs (geb. 15. April 1819).

1879 † Dr. **Gehewe,** Director der Irrenanstalt Alexandershöhe bei Riga, Russland, am Typhus (geb. 16. Aug. 1826).

27. 1882 Gründung eines **Schutzvereines** für genesene Irre in **England** unter Lord Shaftesbury.

29. 1861 Eröffnung der Irrenanstalt **Conradsberg** bei Stockholm, Schweden, unter Director Dr. Oehrström.

1861 Schluss der alten Irrenanstalt **Stockholms,** Schweden „Danwiks Tollhaus", nach 310jähriger Wirksamkeit.

30\. 1847 Eröffnung des „Butler Hospital for the Insane“ zu **Providence,** Rhode Island, unter Dr. . . . . für 192 Kranke.

December.

1\. 1857 Eröffnung der Irrenabtheilung des Fürst-Karls-Landesspitales in **Sigmaringen,** Deutschland, unter Dr. Schwartz.

1865 Eröffnung der Irrenanstalt zu **Königslutter,** Braunschweig, unter Director Dr. Hasse.

1876 Eröffnung der Irrenanstalt zu **Voghera,** Pavia, Italien, unter Director Dr. Tamburini für 300 Kranke.

1878 Eröffnung der Idiotenanstalt zu **Malmöhus,** Schweden, für 25 Kinder.

Eröffnung der psychiatrischen **Klinik** an der Universität **Palermo,** obligatorisch für das 6. Studienjahr, unter Prof. Dr. Salemi Pace.

Eröffnung des „New-York City Branch Lunatic Asylum“ zu **Hart's Island,** New-York, Amerika, unter Director Dr. Andrew Egan für 434 Fr.

1879 Eröffnung von „Prince Edward's Island Hospital for Insane“ zu **Charlottetown, P. E. Island,** British Provinces, Amerika, unter Director Dr. E. S. Blanchard für 110 Kranke.

Eröffnung der „St. Vincent's Retreat for the Insane“ zu **Harrison,** New-York, Amerika, unter Dr. H. E. Schmid. Katholisches Institut. Für 40 Frauen.

1882 Eröffnung des „Oxford Retreat“ zu **Oxford,** Ohio, Amerika, unter Director Dr. A. Morse für 80 Kranke.

2\. 1851 Eröffnung des „County Asylum“ zu **Abergavenny** für die Grafschaft Monmouth, Brecon u. Radnor, England, unter Director Dr. Allen.

4\. 1811 Geb. Dr. **Stolz,** Director der Irrenanstalt zu Hall, Tyrol († 8. Februar 1878).

1879 Eröffnung des „Illinois Eastern Hospital for the Insane“ zu

Kankakee, Illinois, Amerika, unter Director Dr. R. S. Dewey für 500 Kranke.

5. 1797 Geb. Dr. **Sauveur** zu Lièges, Belgien († 19. Dec. 1862).

1811 Erste Anregung der Errichtung einer Irrenanstalt in dem aufgehobenen Kloster zu **Marsberg**, Westphalen, durch den Kirchen- und Schulrath zu Arnsberg.

1879 † Dr. **Combes**, ärztlicher Director der Irrenanstalt **St. Gemmes**, Maine et Loire, Frankreich, 48 Jahre alt.

6. 1866 † Dr. **Casimir Pinel**, Director des Privatasyles im Schlosse St. James, Frankreich.

1868 Eröffnung der Irrenanstalt **Leopoldshalde** bei Ofen, Ungarn, unter Director Dr. Schnirch.

1883 † Dr. **T. Kirkbride**, Director der Irrenanstalt zu Philadelphia seit 1841, Mitbegründer des Vereines der amerikanischen Irrenärzte, an Lungenleiden (geb. 1809).

7. 1792 Geb. Dr. **G. Müller**, em. Director der Heil- und Pflegeanstalt zu Pforzheim, Baden († 12. März 1866).

1848 † Dr. **A. L. Wigan**, Verfasser von „Duality of the mind“ zu London.

1882 † Dr. **Fr. Köstl**, Prof. und emer. Director der Irrenanstalt in Prag, Böhmen, zu Graz, 71 Jahre alt.

9. 1865 Beschluss der Stände der **Rheinprovinz**, 5 neue Anstalten zu erbauen.

1879 **Brand** in der Provinzial-Irrenanstalt zu **Andernach**, Rheinprovinz.

10. 1868 † Dr. **C. F. Kern**, Director der Idiotenanstalt in Möckern bei Leipzig (geb. 7. Juni 1814).

12. 1836 Eröffnung von „Vermont Asylum for the Insane“ zu **Brattleboro**, Vermont, Amerika, unter Director Dr. Rochwell für 427 Kranke.

1840 † Dr. **Dom. Esquirol** in Paris, Arzt an der Salpétrière; zuletzt Director einer Privat-Heilanstalt zu Charenton (geb. 4. Januar oder 13. Februar 1772 zu Toulouse).

1848 Eröffnung von „Provincial Lunatic Asylum (Lancaster)“ zu **St. John, N. B.**, Brit. Prov., Amer., unter Director Dr. . . . für 325 Kranke.

1879 Eröffnung des „Matley Hill Sanatorium" zu **St. Denis,** Maryland, Amerika, unter Dr. J. S. Conrad.

13. 1871 Eröffnung des „New York City Asylum for the Insane" zu **Ward's Island,** New-York, Amerika, unter Director Dr. A. E. Macdonald für 1357 M.

1877 Eröffnung von „Cromwell Hall" zu **Cromwell,** Connecticut, America, unter Director Dr. W. B. Hallock für 18 Kr.

14. 1716 † **W. Leibnitz,** Philosoph in Hannover (geb. 6. Juli 1646).

1864 Eröffnung der neu erbauten Irrenanstalt zu **Waugeat,** Departement Vienne (Haut), Frankreich unter Dr. . . . . mit 392 Betten. Pavillonform und 14 Hectare.

15. 1871 50jähriges Doctor-Jubiläum **Flemming's** in Schwerin, Mecklenburg.

1872 Eröffnung des **Vereins** der Irrenärzte **Schlesiens** in Breslau unter Prof. Dr. Neumann.

16. 1862 Eröffnung der neu erbauten Männerabtheilung in der reorganisirten Irrenanstalt zu **Sorau,** Provinz Brandenburg, unter Director Dr. Karuth.

17. 1493 Geb. **Paracelsus** gen. Bombastus ab Hohenheim († 24. September 1541).

1794 Geb. Dr. **M. Martini,** em. Director der Irrenheilanstalt Leubus, Schlesien, in Pirna († 11. Juli 1875).

1813 Geb. Dr. **Bulckens,** dirigirender Arzt der Irrencolonie Gheel, Belgien, zu Malines († 23. October 1876 zu Gheel).

1853 Gründung des Asyles **Schweizerhof** bei Berlin durch Director Dr. Laehr.

1854 † Prof. Dr. **Berndt,** Director der Irrenanstalt zu Greifswald, Pommern, 64 Jahre alt. Psychiatrische Klinik seit 1834.

1864 † Dr. **Ruer** zu Hamm, fr. Director der Irrenanstalt Marsberg, Provinz Westphalen (geb. . . . . .).

1879 † Dr. **H. Selmer,** Director der Irrenanstalt zu Aarhus, Dänemark, von 1852—1878, an Phthisis (geb. 18. März 1814).

18. 1812 Geb. Dr. **J. Borrel,** Director der Irrenanstalt zu Préfargier, Schweiz († 23. Februar 1873).

1839 verordnen die Art. 7 und 10 der Ordonnanz in **Frankreich,** dass die Directoren und Chefärzte der Irrenanstalten in ihnen wohnen.

19\. 1880 Bildung der „Société française de **tempérance**“ in Paris, Frankreich.

20\. 1811 Geb. Prof. **C. B. Reichert** in Rastenburg in Pr., Verfasser „Ueber Bau und Entwicklung des Gehirns“ († 21. December 1883 in Berlin).

1814 wird durch Ministerial-Decret die Anstalt zu **Maréville,** Frankreich, für die Irren der Departements la Meurthe, Ardennes, Haute-Marne, Meuse, Vosges, Moselle, Bas-Rhin und Doubs bestimmt unter Director M. Gillet.

1864 Eröffnung von **Burntwood** Asylum, Lichfield, County Stafford, England, unter Director Dr. R. Alex. Davis (1880 ins Privatleben zurückgetreten).

1873 † Dr. **W. Beschorner,** Director der Irrenanstalt Owinsk, Provinz Posen (geb. 23. März 1806).

Eröffnung des „Illinois Southern Hospital for Insane“ zu **Anna,** Illinois, Amerika, unter Director Dr. Horace Wardner für 600 Kranke.

1884 brach in „**New-York** City Asylum“ auf Ward's Island, Amerika, früh 10 Uhr **Feuer** aus, das 6 Stunden dauerte. Trotz 1400 männlicher Irren unter Director Dr. Macdonald kam Niemand um. Schaden ca. $^1/_2$ Million Mark.

21\. 1861 Gründung des **Vereins** für entlassene Geisteskranke (Skydsförening för Sinnerssjuke) in **Stockholm** durch Dr. Sondén, zunächst angeregt durch eine Schenkung der Sängerin Jenny Lind.

1862 **verbrannte** in „**Vermonth** Asylum“, Amerika, der Männerflügel nebst Mittelbau.

22\. 1775 Geb. Dr. **Hayner,** Director der Irrenanstalt in Colditz, Königreich Sachsen (10. October 1837).

1848 † Dr. James **Prichard,** Präsident der Commiss. of lunacy in London seit 1845 (geb. 11. Februar 1786).

23\. 1877 † Dr. **Albert von Zeller,** Director der Irrenanstalt Winnenthal, Württemberg (geboren 6. November 1804 in Bretten).

24\. 1811 Erste statistische Erhebung der Irren in Provinz **Westphalen** durch Dr. Stoll, die erste in Deutschland.

1827 † Dr. **A. Mueller,** Hofmedicus und Arzt der Irrenanstalt am Juliushospital zu Würzburg (geb. 9. August 1855 zu Königshof).

25. 1881 † Dr. **Fr. Brierre de Boismont** zu St. Mandé bei Paris, 84 Jahre alt (geb. 18. October 1798).

27. 1798 Geb. Dr. **C. Fr. Flemming**, em. Director der Irrenanstalt Sachsenberg, Mecklenburg-Schwerin, zu Jüterbock († 27. Januar 1880).

1812 Decret des Grossherzogs von Darmstadt, betreffs Aufhebung des Klosters zu **Marsberg**, Westphalen.

1818 † Prof. **Ernst Platner** in Leipzig, an Wahnsinn (geb. 11. Juni 1744).

28. 1798 Geb. Prof. Dr. **H. Damerow**, Director der Irrenanstalt zu Halle, in Stettin († 22. September 1866).

1880 † Dr. **S. Sinogowitz**, Verfasser von „die Geistesstörungen in ihren organischen Beziehungen" (geb. 2. Januar 1796).

29. 1689 † **Th. Sydenham** in London (geb. 1624 zu Windforth-Eagle in Dorset). „Hysterie und Hypochondrie."

1797 Geb. Dr. **Leuret**, Director der Irrenanstalt Bicêtre in Paris, in Nancy.

30. 1791 Eröffnung der Irrenanstalt zu **St. Georgen** bei Bayreuth, Bayern, unter Dr. Saher.

1880 † Dr. **Rüppell**, Director der Provinzial-Irrenanstalt in Schleswig (geb. . . . .).

31. 1764 Gründung der Privat-Irrenanstalt zu **Rockwinkel** bei Bremen durch den holländischen Arzt Engelken.

1776 Geb. Dr. **J. Chr. Spurzheim**, Phrenologe, zu Longwich bei Trier († 10. November 1834).

1838 Genehmigter Beschluss der Stände der Provinz Sachsen, eine Provinzial-Irrenanstalt bei **Halle** zu erbauen.

1848 Eröffnuug der Irrenanstalt **Préfargier**, Schweiz, unter Director Dr. Bovet-Wolff, gebaut und erhalten durch Herrn de Meuron. — 1873 25jähriges Jubiläum unter Director Dr. Chatelain.

1857 Eröffnung der Kreisirrenanstalt zu **Klingenmünster**, Bayern, unter Director Dr. Dick, für 300 Kranke. Neubau für 620,000 Fl.

Correcturen.

S. 2 Z. 15 v. o. lies Schwartzer.
S. 4 Z. 2 v. o. l. Flatbush.
S. 8 Z. 15 v. o. l. statt Holland Belgien.
S. 12 Z. 5 v. o. st. . . . . l. A. Zeller.
S. 13 Z. 11 v. o. l. statt Hempelseck Hempelsruhe.
S. 19 Z. 1 v. u. wegzulassen vgl. S. 17.
S. 22 Z. 5 u. 6 wegzulassen vgl. S. 29.
S. 23 Z. 18 v. o. statt F. S. l. J. F.
S. 25 Z. 23 statt J. l. Schroeder.
Z. 3 u. 4 v. u. wegzulassen.
S. 28 Z. 6 v. o. Colonie vgl. mit Z. 26 v. o.
S. 34 Z. 6 v. o. l. statt Haresburg Harrisburg.
S. 36 Z. 27 v. o. l. Knappe.
S. 38 Z. 22 v. o. Northampton vgl. S. 47.
S. 47 Z. 10, 11, 12 wegzulassen vgl. S. 38.

www.ingramcontent.com/pod-product-compliance
Lightning Source LLC
LaVergne TN
LVHW091730021026
849161LV00003BB/532